Das Geschäft mit der Krankheit
Teil 1

„Der Weg des Menschen ist ein breiter Weg. Hält er sich an diesen Weg, so schreitet er leicht voran. Weicht er von diesem Weg ab, so umlauern ihn viele Gefahren. Folgt er diesem sicheren, erhabenen und ebenen Weg, so vergisst er die Mühen des Lebens. Geht er abseits und tritt in die Dornen, so nehmen die Mühen und Leiden kein Ende. Gibt es etwa unter den Menschen, die diesen Weg kennen, jemanden, der dessen Annehmlichkeiten verschmäht und sich den Gefahren des Abgleitens ausliefert? Das Lernen um diesen Weg macht das Wissen um diesen Weg zur Voraussetzung und das Handeln zu seinem Angelpunkt!"

Konfuzius

Christina Arold

Das Geschäft mit der Krankheit
Teil 1

Krankheit und Siechtum
oder
Gesundheit und Glück bis ins hohe Alter

© 2006 Christina Arold
Satz, Umschlagdesign, Herstellung und Verlag: Books on Demand
GmbH, Norderstedt
ISBN 13: 978-3-8334-6449-2
ISBN 10: 3-8334-6449-6
Bibliografische Information der Deutschen Nationalbibliothek:
Die Deutsche Nationalbibliothek verzeichnet diese Publikation in der
Deutschen Nationalbibliografie; detaillierte bibliografische Daten sind
im Internet über http://d-nb.de abrufbar.

Weitere interessante Informationen können auf der Website
www.eigenverantwortung.org eingesehen werden.

Inhalt

Einleitung

Ich bin weder Arzt noch übe ich einen Heilberuf aus. Dieses Buch soll nur Informations- und Aufklärungszwecken dienen. Es darf nichts hier Geschriebenes als medizinische Empfehlung ausgelegt werden, denn das steht mir nicht zu. Was mir jedoch zusteht, ist, heilkundliche Informationen, wissenschaftliche, wirtschaftliche und politische Fakten und Wahrheiten weiterzuleiten.

Zahlreiche Menschen wissen oder ahnen, dass ihre gegenwärtige Lebens- und Arbeitsweise maßgeblich dazu beiträgt, dass sie müde, übergewichtig, unglücklich, mutlos und krank sind. Sie sehen keinen Weg, wie sie diesen Zustand ändern können, um ausgeglichener, gesünder und glücklicher zu leben.

Wir Menschen missachten Natur- und Lebensgesetze und betrachten unsere Gesundheit als etwas Selbstverständliches, ein Motor, der immer läuft, Rücken und Beine mit ewiger Kraft, unser Gehirn immer funktionierend, ein Herz nimmermüde, bis ein Unfall, ein Schmerz mit darauf folgender ernster Diagnose uns erwachen lässt.

Der Mensch ist dazu geschaffen, ein gesundes, aktives und glückliches Leben zu führen. Der überwiegende Teil der Menschen fühlt sich jedoch müde, mut- und kraftlos, ängstlich, übergewichtig und krank, obwohl die moderne Wissenschaft gleichzeitig immer mehr Wissen über Körper und Geist sammelt. Trotz Fortschritten in der modernen Medizin mit ihren immer kostenaufwendigeren Behandlungsmethoden und komplizierten

Apparaturen nimmt die Zahl der Kranken und Krankheiten zu. Wie erklärt sich dieser Widerspruch? Warum mangelt es so sehr an Gesundheit und Lebensqualität, wenn die Natur es eigentlich anders vorgesehen hat? Die Antwort ist einfach:

Der moderne Mensch hat sich mit seiner Lebensweise zu sehr von der Natur entfernt.

Im 19. Jahrhundert erging es unseren Vorfahren ähnlich. Das größte Gesundheitsproblem jener Zeit stellten ansteckende Krankheiten dar. Unter anderem gab es keine Mittel gegen Typhus oder Cholera, im Vorteil zum Heute startete man damals gewaltige Gesundheitsaktionen, die sauberes Wasser, unverseuchte Nahrungsmittel und bessere Lebensbedingungen zum Inhalt hatten. Der meisten Krankheiten, an denen die Bevölkerung des 19. Jahrhunderts litt, konnte man sich mit diesen Maßnahmen entledigen, womit bewiesen ist, dass das Leiden der Menschheit an Krankheit und vorzeitigem Ableben, ganz zu schweigen von den Kostenaufwendungen für medizinische Versorgung, mittels einer wirksamen Sozialpolitik reduziert oder vollkommen beseitigt werden kann.

„Die Perfektion der Mittel und die Verwirrung der Ziele – das scheint unsere Zeit zu charakterisieren."
Albert Einstein (1879–1955)

Erkenntnis

Der Mensch als vernunftbegabtes Wesen strebt nach Welter-
kenntnis. Die höchste menschliche Lebensform sei die des
Erkennenden – darin liegt der Sinn des menschlichen Da-
seins im Streben nach Glück.

Ethischer Ansatz des Begründers der Methaphysik,
Aristoteles, 383–322 v. Chr.

Etwas Sympathisches über Aristoteles:

Aristoteles hielt das menschliche Gehirn für ein ne-
bensächliches Organ. Das Geistige im Menschen habe
seinen Sitz im Herzen, das Gehirn sei nur eine Art Kühl-
apparat für das Blut, denn es mäßige die Wärme und das
Aufwallen des Herzens.

Welch warmes, kluges Herz mag in der Brust dieses
klugen Mannes geschlagen haben!

Heutzutage ist höchstes Wissen und Erkenntnis die einzige und wichtigste Kraft, um in unserer Gesellschaft zu
überleben. Echte Bildung, wahre Gesundheit und ein
zukunftssicheres, ethisch-humanistisches Gesundheitssystem erreichen wir nur durch neues, freies Denken,
eigene Erfahrungen, ehrliches Bewusstmachen der heutigen Situation und das Grundwissen über Ursachen und
Wirkung von Krankheit und Gesundheit.

Wir müssen aufräumen in unserer Hochglanzkul-
tur mit all den Imponiereffekten, Huldigungen und
jeglichen Begriffsvernebelungen. Der Respekt vor den
medizinischen Leistungen sollte aus Verständnis und
Vertrauen kommen und nicht aus gedankenloser Auto-

ritätsgläubigkeit. Das Gesundheitssystem muss heraus-
kommen aus seiner Symptombehandlung und sich einer
ganzheitlichen Sichtweise unterziehen.

– Hippokrates, um 460 v. Chr., gilt als Begründer der
Medizin. Die historische Bedeutung der hippokratischen
Medizin liegt zum einen darin, dass sie das ärztliche Handeln einem hohen ethischen Verantwortungsbewusstsein
unterstellte (hippokratischer Eid), zum anderen, dass sie
bewusst von einer religiösen Krankheitsauffassung und
Therapie abrückte und ein rational-natürliches Verständnis der Krankheit versuchte. Auch warnte Hippokrates
damals schon: „Hütet euch vor den giftigen Säuren."
Waren die Gelehrten vor 2500 Jahren gebildeter, weiser
und ehrlicher?

Hippokratiker verstanden Gesundheit und Krankheit
als Gleichgewicht bzw. Ungleichgewicht von Körper-
säften und Elementarqualitäten (Humoralpathologie),
wobei Umweltfaktoren, Lebensweise und Ernährung
entscheidend sind. Sie beobachteten scharf Krankheits-
symptome, aber ihr Hauptanliegen waren Prognose
(Vorhersage) und Prophylaxe (Verhütung von Krankheiten), während sie sich in der Therapie zurückhielten
und hauptsächlich die „Heilkraft der Natur" wirken
ließen bzw. sie unterstützten.

– Paracelsus geb. 1493, entdeckte die Iatrochemie (sie
versteht Körperfunktionen als chemische Umwandlung
von Stoffen in …). Wie innen, so außen, entwickelte
Paracelsus die Chemie als Lehre der Körperfunktionen
und ihre unterstützende Wirkung, als Arznei, bei der

Heilung. Die Geburtsstunde der Pharmazie und ihres Siegeszuges über das Gesundheitswesen und den Menschen?

Sowohl Paracelsus, eher metaphysisch-technisch denkend, und Hippokrates, eher rational denkend, sahen Heilung nicht in der Symptombekämpfung, sondern in der Ursachenerkennung und Beseitigung der jeweiligen Funktionsstörung. Eine Ganzheitsmedizin, mit dem Menschen im Mittelpunkt der Heilung.

Es wäre im 21. Jahrhundert ein großer Schritt hin zur Gesundung des Menschen, wenn die moderne Schulmedizin von ihrer Symptombehandlung wegginge und sich mit einem neuen ganzheitlichen Menschenbild auseinandersetzen würde.

In der Mehrzahl führen unterdrückten Krankheiten zur Chronifizierung. Je länger einer Symptombehandlung nachgegangen wird, umso mehr verliert der Mensch an Lebenskraft und Lebensenergie, eine echte Heilung wird somit nie eintreten können. Der Patient wird noch leidvollere Umstände erfahren, die es unmöglich machen, je wieder gesund zu werden.

In den meisten Arztpraxen und Kliniken werden Körper und Geist auseinandergerissen, es wird außer Acht gelassen, dass der Mensch außer einem Leib auch noch eine Seele besitzt. Der Körper wird wiederhergestellt, aber selten Leben aufgebaut.

Der Mensch muss Zusammenhänge erkennen, mündig werden und lernen, für sich Verantwortung zu übernehmen.

Wissen und Erkennen verändert das Bewusstsein eines Menschen, damit wird die innere Kraft für die eigene Gesundheit und das Heilwerden gefördert. Bevor wir nicht unsere eigenen Fehler finden und uns eingestehen, werden wir nicht gesunden.

Wir müssen aufwachen und erkennen, dass sich die Welt einer noch nie da gewesenen Umweltkatastrophe gegenübergestellt sieht.

Die westliche Zivilisation hat die Eroberung der Natur zum Ziel.

Die westliche Wissenschaft hat sich geirrt, da ihre Forschung nur das eine Ziel kennt: die Besitzergreifung und Alleinherrschaft in der sichtbaren, physikalischen, materialistischen Welt der Materie, der Elementarteilchen, Atome, usw. Sie hat Zerstörung, Gier, Bösartigkeit und Krankheiten geschaffen. Der gesamte Westen, dessen Ziel die Eroberung ist, macht sich zur Zeit auf, gewaltsam den Fernen Osten, der die Anpassungsfähigkeit als höchsten Weg ansieht, erobern zu wollen. Diese aggressiven Eroberer sind schließlich um den Gegenstand ihres Profits aufeinandergeprallt angesichts der schönen Beute, die der Ferne Osten ist. So offenbart sich jetzt die letzte Szene des armseligen Endes der Menschheit, entsprechend der Vorhersage der Apokalypse! Oder sind wir schon mittendrin, wie es ein großer Seher schon vor mehreren Jahrhunderten vorhersagte: „... die Jahreszeiten werden allmählich ausbleiben, zuerst der Frühling, dann der Sommer ..., es ist das Aufhören der Welt / stufenweise Eintreten in die Apokalypse"?

Die Wissenschaft muss ihren Fehler zugeben und erkennen, dass außerhalb der Welt der begrenzten, kurzlebigen Teilchen die unendliche Spiritualität und der universelle Raum existieren. Sie muss umgehend mit der dialektischen Erforschung der metaphysischen Welt, der Welt der spirituellen Zivilisation, der Gesundheit, der Schönheit, der Kunst, des Friedens und der Freiheit, der Ordnung des unendlichen Universums beginnen.

Wenn die Menschen einzig den Weg der technischen, materialistischen Zivilisation gehen, werden sie nie Frieden, Freude, Glück und Dankbarkeit verspüren und finden können, sondern leben in einer Welt voller Zerstörung, Hass, Kriege, Gefühlskälte, schlimmer unmenschlicher Aggressionen schon bei Kindern und Jugendlichen, Angst, Mutlosigkeit und Krankheiten. Diese Zivilisation wird zu Verbrechern, Sklaven und Kranken.

Jeder Mensch sollte es sich zur Aufgabe machen, einfach nur „Gutes" zu tun, und bewusster mit seinen Gedanken und Taten umgehen.

Wenn wir bewusst Gutes säen, es pflegen, dann werden wir Frieden, Freiheit und Glück ernten.

Das Glück im Leben hängt von den guten Gedanken ab, die man hat.

Marc Aurel, 121–180

Wenn wir den Weg der Schöpfung gehen und uns bemühen, mit den Bedingungen, die uns die Natur vorgibt, uns der Natur anzupassen, werden wir die Ordnung des Universums entdecken und werden in einer Welt der

Freiheit, des Friedens, des Glücks und der Gesundheit leben können.

Bauen wir eine neue Welt mit unseren eigenen Händen auf. Schaffen wir uns eine freie und friedliche Welt. Das Fundament dafür ist die Wiederherstellung der Gesundheit des Menschen. Das schaffen wir nur mit einer physiologischen und biologischen Erziehung.

– Erziehung und Medizin müssen Hand in Hand gehen –

Die Erschaffung eines gesunden Menschen bedingt zwangsmäßig, dass er seine Lebenskraft wiederfinden kann. Seine Unabhängigkeit, seine Urteilsfähigkeit, sein Willen – das ist Lebenskraft. Nur mit dieser Kraft ist man ein vollkommener, gesunder Mensch.

Die westliche Medizin richtet all ihre Aufmerksamkeit auf das Verschwinden von Symptomen, sie forscht nicht nach der Ursache und versucht nie, auf die Quelle der Lebenskraft zurückzugreifen. Infolgedessen ist sie zu einer einfachen, spezialisierten Technik geworden, die Krankheiten nicht mehr heilen kann, in Konformismus verfallen ist und ihren erzieherischen Geist völlig verloren hat. Deshalb befindet sich die moderne symptomatische Medizin, trotz ihrer sensationellen technischen Fortschritte, in einer Sackgasse.

Ohne diese Lebenskraft wird man abhängig, unterwürfig, krank und armselig enden, was Sinn und Zweck der westlichen, materialistischen Zivilisation ist.

Mit einer materialistischen, technischen Erziehung hat sie den Menschen der Lebenskraft beraubt. Mit gezielten Ausübungen von Manipulationen in ihren zig TV-Sendungen und anderen Medien, in denen uns auch die Alchemie über Nahrungsmittel und Arzneien angepriesen wird. In der modernen Schulmedizin, die „das Leben" nicht kennt und den Menschen über die wahre Gesundheit nicht informiert, ihn somit der Selbstkontrolle seiner Gesundheit beraubt, ihn unmündig, abhängig und krank macht. Den Rest übernimmt die Regierung, die Handlanger der Wirtschaft, die Profitgier als ihr alleiniges Prinzip ansehen, geworden ist. Unverzeihlich ist es, dass die Landwirtschaft, deren Daseinsberechtigung in der Produktion von „Nahrungsmitteln für das Leben" besteht, sich auch nur noch den Profit und die unaufhörliche Steigerung der Erträge zum Ziel gesetzt hat. Die Regierung verfolgt kein anderes Ziel als das Rechtsmonopol und Profit durch die Gewalt, die den Menschen zu einem unterwürfigen Sklaven seiner selbst macht, ohne Selbstvertrauen und Eigenverantwortung. Das Ergebnis sind: lohnabhängige Konformisten, eine abhängige Rasse, die ihre Freizeit damit verbringt, an Geldautomaten zu spielen, die teilnahmslos bleibt, Zuschauer-Roboter, und blind vor sich hin lebt. Ein Geist der Imitationen ist geschaffen.

Wir sind Sklaven der Politik, Wirtschaft, Forschung, Krankheit und des Geldes.

Einen kreativen Geist erzielt man nur über ein spirituelles Denken, das Wissen des unendlichen Universums, der zeitlosen, unbegrenzten Energie, der unendlichen Intelligenz.

Würde die Wissenschaft die metaphysische Welt genauso ergründen, wie sie die physikalische Welt ergründet hat, und beides verbinden, könnten wir in einer Welt des Wissens, glücklich, gesund, frei und friedlich leben.

Erkrankungen wie Krebs, Multiple Sklerose, Aids, ME (Meningoenzephalitis bzw. Hirnhautentzündung), Alzheimer, Diabetes, Parkinson und Herzerkrankungen sind uns geläufiger als die Geschichte unseres Landes. Familienangehörige und Freunde kommen mit einer derartigen Unerbittlichkeit und Härte zu Tode, dass nur noch wenige unter uns sind, die davon ausgehen, eines natürlichen Todes zu sterben.

Sind wir so ganz schuldlos und unbeteiligt? Wir füllen unsere kranken Zähne mit Quecksilber-Amalgam-Füllungen aus, einem sich langsam im Körper ausbreitenden neurotoxischen Metall. Wir setzen unserem Trinkwasser Fluorid und Chlor zu, beides sind tödliche Gifte. Unsere Nahrungsmittel sind mit Insektiziden, Pestiziden und anderen Chemikalien und Medikamentenrückständen vergiftet, ohne jegliche Mineralien und werden heute in zunehmendem Maße genetisch verändert. Wir wählen Politiker, die im Auftrag der Wirtschaft Lebensmittelgesetze verabschieden, die das Unnatürliche fördern und Leben vernichten.

Es muss eine Gesundheitsreform eingeleitet werden, die befreit ist von den Machenschaften der Herrschenden und Gesundheitslobbyisten. Jeder Mensch muss für sich erkennen, dass der „blinde" Glaube an die moderne Schulmedizin keine echte Heilung bringt. Jeder muss für sich die ihm entsprechende Gesundheits- und Lebensfreiheit finden. Voraussetzungen dafür sind objektive Informationen über die tatsächliche, wahre Gesundheit eines Menschen.

Der Mensch muss bereit sein, die volle Verantwortung für sich zu übernehmen.

Unsere Unmündigkeit haben wir selbst verursacht, denn die Natur des Menschen ist es, mündig zu sein.

Haben wir wieder mehr Mut und benutzen unseren Verstand in Verbindung mit unserem Herzen. Dem Menschen wurde der freie Wille geschenkt, wozu?

Offenbar hat der Mensch ein Wahrnehmungsvermögen, das nicht auf einen schleichenden Wandel, sondern nur auf plötzlich eintretende Veränderungen reagiert.

Gesundheitswesen, Politik und Wirtschaft steuern uns mittels Manipulationen, über Nahrung, Getränke, Genussmittel, Radio, Fernsehen, Zeitungen und Zeitschriften, etc. Blind kopieren wir, als unterwürfiges Volk und unmündige Patienten, dieses Verhalten und erkennen die schleichende Gefahr nicht.

Menschen, die sich eingehend mit den Strukturen der Lebensmittel-, chemischen und pharmazeutischen Industrie sowie Gesundheitswesen, Politik und Wirtschaft befasst haben, sind zu der beschämenden, erschreckenden Schlussfolgerung gelangt, dass, wenn nicht „jeder Einzelne" etwas mehr Eigenverantwortung übernimmt, eine Gesundheitskatastrophe ungeheuerlichen Ausmaßes wahrscheinlich die einzige Möglichkeit sein wird, ein grundlegendes Umdenken der Menschen und ihrer „Mächtigsten" zu erzwingen. Moralität von Seiten der

Industrie, Wissenschaft, Gesundheitswesen, Politik und Wirtschaft können wir nicht erwarten, solange wir brav und leise diesen herrschenden Mächten erlauben, über uns, unser Leben und unsere Gesundheit zu bestimmen.

Warum sollte es uns nicht ähnlich ergehen wie den Bewohnern von Atlantis?

Einige tausend Jahre vor unserer Zeitrechnung existierte der Kontinent Atlantis. Sie waren Meister in der Architektur, in den damaligen Wissenschaften und im Ackerbau. Sie wandten Technologien wie Levitation (Überwinden der Schwerkraft) und freie Energien (Energie, die nicht an Materie gebunden und in großer Menge für jedermann vorhanden ist und nichts kostet) an. Sie lebten in einer Art Monarchie, die nicht durch Machtstrukturen, sondern durch eine geistige, mit Liebe geführte Hierarchie geleitet wurde. Damals herrschten auf Atlantis Freude, Fülle, Freiheit, Liebe und die Erkenntnis über die eigene Schöpfungskraft. Bis zu einem Zeitpunkt, da man erkannte, dass das Gehirn der Muskelkraft überlegen war. Durch mittels Fremdbestimmung eingeleitete manipulierte Denkvorgänge konnte der Mensch auf Mangel programmiert werden (was heute unsere „Mächtigsten" nicht anders machen). Die neuen Geißeln, als Folge der neuen Herrscher über die Bewohner von Atlantis, waren Macht, Manipulation und Angst. Sie führten zu Zerstörung, Krieg und Krankheiten (im selbigen finalen Zyklus, wie damals auf Atlantis, befinden wir uns heute im 21. Jahrhundert). Sie benutzten damals schon die von den Göttern verbotene Waffe, die Atombombe. Auch arbeiteten sie mit der Genmanipulation. Sie waren es, die das Schwein konstruierten. Die Bewohner von Atlantis verfielen dem süßen Leben, sie schwelgten in Luxus und Völlerei. Durch den verschwenderischen Lebenswandel entstand sehr viel Abfall (Sie erkennen nicht etwa Ähnlichkeiten?), das Schwein als Allesfresser (das müssen Sie sich mal „auf der Zunge" zergehen lassen, so nennt man uns auch, was ja nicht stimmt, denn wir sind ja Pflanzenfresser, oder?) wurde damals eingesetzt, um die Müllberge zu beseitigen. Das Quälen, Mästen und Schlachten von Tieren und ihr Verzehr hatten ihren Ursprung in der atlantischen Epoche. Auf Atlantis breiteten sich immer mehr Angst und Schrecken aus. Am Ende der atlantischen Epoche haben sich sieben Hauptgifte auf dem gesamten Kontinent ausgebreitet und bestehen heute noch; diese sind: Hochmut, Neid, Geiz, Zorn, Gier, Trägheit und Maßlosigkeit. Diese Laster trennen uns von der Natur und vom Schöpfungsprinzip.

Seine Gifte erkennen und sich in Harmonie von ihnen lösen – das sollte das persönliche Ziel jedes Menschen sein. Es gibt keinen anderen Weg, um Schmerzfreiheit, echte Gesundheit, Heilung unserer selbst und die Heilung und Gesundung aller Völker unserer Welt zu erlangen!

Wir sind ein Ganzes und dürfen nicht im Individualismus (Zurückhaltung des Einzelnen gegenüber der Gesellschaft, Hervorhebung persönlicher Merkmale und Interessen) versinken. Wir sollten lernen die Vergangenheit zu verstehen und von ihr zu lernen, um in der Gegenwart glücklich, gesund und in Fülle leben und eine angstfreie und sichere Zukunft aufbauen zu können.

Sie werden Situationen in Ihrem Leben erleben, zu denen auch Krankheiten und Schicksalsschläge gehören. Versuchen Sie so stark zu sein, dass nichts Ihren inneren Frieden und den Glauben an das Leben trüben kann. Wünschen Sie jedem Menschen, dem Sie begegnen, Gesundheit, Glück und Wohlwollen. Sehen Sie in allen Menschen das Gute. Denken und streben Sie immer nach dem Besten. Freuen Sie sich über den Erfolg anderer und über den eigenen. Lassen Sie Ihre Angst los. Lachen Sie Ihren Ärger, Zorn und Hochmut an. Seien Sie glücklicher als Ihre Sorgen, begegnen Sie ihnen mit Gelassenheit und mit der Gewissheit, dass alles Gute zu Ihnen kommen kann, wenn Sie es nur aussenden.

Vom „Sich-ausgeliefert-Fühlen" bis zum „freien Willen" bedarf es nur eines Schrittes, den Sie nur gehen können, wenn Sie nur etwas mehr Eigenverantwortung, Mut und Entschlossenheit aufbringen würden.

Die Antworten für ein sicheres, glückliches und gesundes Leben liegen in Ihrem Herzen!

„Ich muss nicht unbedingt gewinnen, aber ich muss ehrlich sein. Ich muss nicht unbedingt erfolgreich sein, aber ich muss nach dem Licht streben, das in mir ist."

Abraham Lincoln

Schadstoffe – unser Körper krankt

Der Körper wird krank, wenn er nicht mehr in der Lage ist, Schadstoffe und Säuren auszuscheiden. Umgekehrt bleibt jeder Körper gesund, solange er alle Säuren, Gifte und Schadstoffe durch seine unzähligen Ausscheidungsmöglichkeiten der Haut und der Schleimhäute, der Lunge, der Nieren, des Darmes oder durch den Vaginal oder Analbereich ausscheiden kann. Im Körper verbleibende Säuren, Gifte und Schadstoffe können Strukturschäden an Zellen, Geweben und Organen hervorrufen. Sie können sich auch mit Mineralstoffen oder Eiweißstrukturen zu Schlacken verbinden, die sich in den verschiedensten Regionen, Zellen, Geweben, Gelenken des Körpers ablagern.

Säuren und Gifte nehmen wir aus den unterschiedlichsten Bereichen der Ernährung, falschen Verhaltensweisen und unserer vergifteten Umwelt zu uns. Die ursächlichen Schadstoffe führen zur Übersäuerung, zur Vergiftung und zur Beschädigung unserer Strukturen der Zellen, Gewebe und Organe. Der Körper versucht sich grundsätzlich in einem optimalen psychischen und physischen Zustand zu halten.

Eine Übersäuerung und Anhäufung von Giftstoffen endet immer im Gewebsuntergang: Parodontose, Karies, Bandscheibenschäden, Strukturverluste der Gefäße, Knorpel und Knochen. Alle Ablagerungen und Strukturschäden versucht der Körper zu vermeiden. Er nutzt deshalb jegliche Form der Ausscheidung: Jucken, Schwitzen, Akne, Abszesse, Furunkel, Ekzeme, Ausflüsse, Schleimen, Geschwüre.

Die fatalsten Fehler sind es dann, die Symptome zu bekämpfen und nicht die Ursache. Ohne ein Erkennen und eine Beseitigung der krank machenden Ursachen ist eine Krankheit nicht zu heilen. In den meisten Fällen wird es gelingen, die Symptome zu unterdrücken; dadurch wird jedoch nur eine Verlagerung des Krankheitsgeschehens in andere Körperbereiche oder eine Störung seiner Funktionen erreicht und es wird eine Verschlimmerung des gesamten Gesundheitszustandes riskiert.

– Keine Ursache ohne Wirkung, keine Wirkung ohne Ursache –

Bei einer Erkältung oder Grippe bedient sich der Organismus Mechanismen, mittels derer er den Körper bei Bedarf von Ausscheidungs- und Schadstoffen befreit. Bei einer Bronchitis wird der Bronchialtrakt von Sekreten und Ablagerungen befreit, bei einer Lungenentzündung vollzieht sich derselbe Reinigungsmechanismus in der Lunge. Bei einer Gastritis konzentriert sich der Organismus auf die Säuberung des Magens, bei einer Enteritis (Darmentzündung) auf den Dünndarm, und wenn man eine Erkältung hat und die Nase nur so trieft, dann werden Schadstoffe über die Schleimhäute ausgeschieden. Bei einer Schuppenflechte (Psoriasis) und Ekzemen werden, wie bei Pickeln und Mitessern, Schadstoffe über die Haut ausgeschieden. Bei Erbrechen entledigt sich der Magen auf die schnellste Art der Schadstoffe. Es sind Reaktionen des Körpers, um zu entgiften. Das Kausalprinzip (Zusammenhang von Ursache und Wirkung), die Reaktion/Wirkung (Erbrechen) beruht auf einer tiefer liegenden Ursache, welche die Gesundheit des menschlichen Organismus schädigen kann.

Überlebensmechanismen des Körpers.

- Ob Sie krank oder gesund sind, ob Sie Schmerzen haben, glücklich oder unglücklich sind, Ihrem Körper ist das gleichgültig.
- Weder denkt und urteilt er noch schmiedet er Zukunftspläne.
- In Ihrem Körper laufen jede Sekunde des Lebens tausende perfekte Überlebensmechanismen ab. Fühlen Sie sich bei diesen Reaktionen wohl, nennen Sie sie Gesundheit, fühlen Sie sich dabei unwohl, dann nennen Sie sie Krankheit. Wie Ihr Körper auch reagiert, es geschieht nur zu einem einzigen Zweck: Er will überleben, und alle sich in ihm abspielenden Vorgänge verfolgen dieses eine Ziel.

Wenn man den Vorgang der falschen Ernährung mit der Betankung eines Autos vergleicht, würde dieses sofort mit Motorschaden stehen bleiben, wenn Sie es falsch betanken würden. Wiederum würden Sie sofort bemerken, wenn mit Ihrem Auto „etwas nicht stimmt", wenn es nicht, wie sonst immer, leise schnurrend, säuselnd, mit schönem, glänzendem Lack auf den Straßen dahinschwebt. Sie würden sich fragen, ob es vielleicht anderen Kraftstoff, anderes Öl benötigt oder Sie die Waschanlage wechseln sollten. Aber wenn Ihr Haar stumpf wird, die Farbe verliert und sogar ganz ausfällt, Sie nicht mehr gut laufen, hören, sehen, schlafen können, Ihr Blutdruck bedenklich hoch ist, Sie nach jeder Mahlzeit Blähungen und Durchfall bekommen, weil vielleicht Ihre Bauchspeicheldrüse krankt, oder wenn Ihre Haut und Lippen trocken sind und aufreißen, fragen Sie sich nicht, ob Sie vielleicht das falsche Benzin, Diesel oder Öl getankt haben. Warum eigentlich nicht? Ihr Körper ist nicht Frau Meier oder Herr Schulze – das sind Sie, das ist Ihr Körper, der mit Ihnen spricht und Ihnen zeigt, dass Sie die falsche Nahrung tanken. Wechseln Sie zu einer naturbelassenen, vitamin-, mineralstoff-, faser- und enzymreichen Ernährung, werden Sie überrascht sein, wie schnell es Ihnen Ihr Körper mit Wohlbefinden, Energie und Schönheit dankt.

– Der Körper will von einer Sekunde zur anderen überleben. Nicht irgendwann später am heuttigen Tag oder nächste Woche oder nächstes Jahr. Jetzt, in diesem Augenblick. Alle Vorgänge im Körper sind nur auf dieses Ziel ausgerichtet.
– Der menschliche Körper wurde nicht geschaffen, um krank zu sein. Temperament, Aussehen und Beschaffenheit eines Körpers sind reflektierte innere Eindrücke, die auf ihn eingewirkt haben, und spiegeln die Reaktion des Körpers auf selbige wider.
– Osteoporose, Herzerkrankungen, Krebs, Arthrose, Diabetes, Erkältung, Erbrechen, Durchfall und andere Erkrankungen sind Reaktionen bzw. Korrekturversuche des Körpers in seinem Drang, überleben zu wollen. Diese Reaktionen können entweder auf eine Unterversorgung mit Rohstoffen (Vitaminen, Mineralien etc.) zurückgeführt werden, die der Körper zum Überleben benötigt, oder auf Schadstoffeinwirkungen.

Zwei Auslöser können bei der Entstehung einer Krankheit zugrunde liegen:
– ein stoffwechselbedingter,
– ein schadstoffbedingter.

Fühlen Sie sich unwohl und krank, dann lassen Sie Ihren Körper gar nicht erst in die Lage kommen, dass derartige Reaktionen hervorgerufen werden:
– beim Essen,
– beim Trinken,
– beim Atmen,
– bei Beschäftigung,
– beim Sporttreiben,
– in Ruhepausen,
– beim Denken (Ärger, Geiz, Gier, Hochmut, Gefühle, Lachen, Liebe, etc.).

In all diesen Situationen erfährt der Körper Reize. Ob er sich wohl oder unwohl fühlt oder vielleicht mit Gegenreaktionen antwortet, das entscheiden ganz allein Sie.

Eine Krankheit kann nur entstehen in einem ungesunden, schlecht ernährten Körper.

Feind oder Freund

Was nun?

Wollen Sie an zahllosen Krankheiten und Missempfindungen leiden und sie mit Hunderten von Medikamenten, aus immer wieder neuesten Forschungen, bekämpfen, krank bleiben oder sogar durch sie sterben? Natürlich ist mir sehr bewusst, dass es Tausende von Menschen gibt, bei denen die Industrienahrung schon gravierende Schäden hinterlassen hat und dass diese Menschen sehr dankbar für ein schmerzstillendes oder anderweitig helfendes Medikament sind. Aber gerade diese Menschen müssen erwachen und erkennen, dass chemische Produkte dafür verantwortlich sind, dass der Mensch krank wird. Medikamente können helfen, Symptome zu unterdrücken, aber über einen längeren Zeitraum eingenommen verursachen sie Erkrankungen anderer Organe oder führen zu einem vorzeitigen Tod.

Durch Medikamente sterben in Deutschland rund 60.000 Menschen jährlich. Gesunde Zeiten sind das nur für die Pharmaindustrie. In den letzten zehn Jahren hat sich der Umsatz der Pharmakonzerne verdoppelt, ihre jährlichen Zuwachsraten liegen im zweistelligen Bereich. Die Deutschen schlucken mehr Tabletten denn je, sie gehören zu den besten Arzneimittelkonsumenten der Welt. Gesünder werden wir dadurch nicht, nur kränker, unglücklicher, abhängiger von Arzt und Tabletten und ärmer. Wir stehen einer unsichtbaren und stetig wachsenden Macht gegenüber, die uns Jahr für Jahr mehr Geld abverlangt und immer weniger Gesundheit erhält, aber immer mehr Krankheit produziert. Bewährte ganzheitliche Therapien und Naturarzneimittel werden verboten oder als Quacksalberei verschrien. Unser System von Umwelt und Arbeitswelt, von gesellschaftlichen, wirtschaftlichen, finanziellen, medizinischen und kulturellen Strukturen macht uns krank, und es heilt die Kranken nicht. Es ist ein System der Krankhaltung.

Die Lebensmittel-, chemische und pharmazeutische Industrie produzieren Krankheit und verdienen noch Milliarden daran. Wir haben im höchsten Vertrauen, unser Privateigentum – Gesundheit – unseren Ärzten anvertraut, aber anstatt uns zu schützen, dass uns unsere Gesundheit erhalten bleibt, hat man die Gesundheit aller verkauft an die Lebensmittel-, Pharma- und chemische Industrie. Das gesamte medizinische System der westlichen Welt profitiert von den Leiden der Menschen. In Schulen und Universitäten wird keinerlei Wissen gelehrt, wie man das kostbarste Gut des Menschen, seine Gesundheit, auf natürliche Weise gesund erhält und Krankheiten vorbeugen kann. Das größte Hindernis, dass Gesundheit zum Wohle aller erhalten und wiederhergestellt werden kann, ist die Pharmaindustrie mit ihren Protagonisten, die keinerlei Interesse daran haben, das bestehende Krankensystem in ein Gesundheitssystem umzuwandeln. Aber die goldenen Zeiten der Pharmaindustrie sind vorbei, denn immer mehr Menschen interessieren sich für eine natürliche und ganzheitliche Gesunderhaltung. Immer mehr Ärzte lassen sich nicht mehr manipulieren und in die Irre führen und wählen alternative, natürliche Heilmethoden, nach dem Prinzip: „Wer heilt, hat recht."

Wenn ich in diesem Buch von Ärzten und Gesundheitswesen spreche, spreche ich immer von der Allgemeinheit.

In meinem langjährigen Arztpraxen- und Klinikendurchlauf als Patient habe ich Dutzende von mittelmäßigen Ärzten und medizinischem Personal, bar jeder Motivation, mit nicht ausreichendem Fachwissen und Respekt für den Patienten erlebt. Fünf Ärzte/Ärztinnen nur kann ich zählen, die sich weit abheben vom Rest, die die Kausalität respektieren und über Operation und Rezeptblock hinausschauen, wollen und können.

Sie haben bestimmt solche Ärzte auch finden können.

Unser Körper bekommt nicht die Nährstoffe, die er dringend braucht, und wird durch uns selbst vergiftet.

Lebensmittel-, Pharma- und chemische Industrie, diese drei Industriezweige, sind mit List und Tücke hinter unserem Geld her, auf Kosten unserer Gesundheit. Dieses Heuchler-Trio finden wir im Supermarkt um die Ecke. Diese drei Industriezweige beeinflussen sich gegenseitig, und fast immer übernimmt ein Industriezweig die Rolle des anderen, um auf diese Weise enorme Gewinne auf dem eigenen Konto verbuchen zu können. Der unvorsichtige, nicht mehr selbst denken könnende, manipulierte Verbraucher bemerkt nicht, dass er sich damit chronische Erkrankungen, Krankheit, Siechtum und vorzeitigen Tod erkauft.

Wir haben Chemie in Arzneimitteln, Chemie in unseren Lebensmitteln, die sowohl kurz- als auch langfristig eine Reihe von Erkrankungen zur Folge haben. Warum verschwenden die meisten Menschen keinen Gedanken daran, ob und inwieweit ihre Nahrungsmittel sie krank machen?

Wir haben brav gelernt, alles zu akzeptieren und für richtig zu halten, was uns verkauft wird. Unsere Regierung mit ihren zahllosen Kontrollstellen wird uns schon schützen, vor Krankheit und vorzeitigem, elendigem Tod. Wie unsere Politiker bagatellisieren auch wir die Auswirkungen von Lebensmittel-, Pharma- und Chemieindustrie auf die Gesundheit und wähnen uns im vertrauten Supermarkt, in dem diese „LEBENsmittel zum Kauf angeboten werden, in Sicherheit. Für den überwiegenden Teil der Menschen wird im Super(Chemie)-Markt das Todesurteil ausgestellt, zuzüglich Mehrwertsteuer.

Immer wieder hören wir, dass wir immer älter werden. Das ist so nicht richtig, denn die meisten Menschen, die heute 80 und 90 Jahre alt werden (der Mensch ist für eine Lebensspanne von 120 bis 150 Jahren gemacht), erreichen dieses Alter nur unter quälenden Schmerzen, jahrelanger Medikamenteneinnahme, Demenz oder werden von Maschinen würdelos am Leben erhalten. Die heutige Altersforschung erkennt nur an, was sie selbst aufschreibt. Vor 2500 Jahren wurden die Menschen schon 70, 90 und mehr Jahre alt. In chinesischen Schriften liest man von Menschen, die ein Lebensalter von 250 Jahren erreichten, vom Alten Testament ganz zu schweigen. Auf anderen Planeten werden die dort lebenden, hochintelligenten Wesen heute noch 300 bis 500 Jahre alt.

Warum lassen wir uns von den übermächtigen Medien so täuschen?

Sicherlich wird es bei einigen von uns an einer traditionell-autoritären Erziehung liegen, aber der überwiegende Teil der Menschen wird über Nahrung, Drogen, Alkohol, Zigaretten, Medikamente, Leitungswasser, zahllose und unterschiedlichste Medien und vieles mehr dahingehend geprägt und manipuliert, dass wir unsere Gesundheit und unser Wohlergehen sowie dessen Schutz Dritten überantworten. Wir sehen es in unserer globalen, sozialistischen Kultur von heute als richtig und selbstverständlich an, dass sich Regierung und Gesundheitswesen um uns kümmern, uns im Krankheitsfall pflegen und uns auch beerdigen. Und wenn wir einen Zaun errichten oder die Katze im eigenen Garten begraben wollen, müssen wir auch vorab nach Gesetzen fragen, die uns das wahrscheinlich verbieten.

Nur derjenige kann sich Wissen und Erkenntnis zunutze machen, der auch über ausreichende, wahrheitsgetreue Information verfügt. Es liegt auf der Hand, dass sowohl das pharmazeutisch-orthodoxe als auch das alternative Medizinlager in dieser Hinsicht ganz klare Vorstellungen haben und eigene Absichten und Interessen verfolgen. Es ist meistenteils nicht zu erkennen, dass dieses staatlich sanktionierte „Gesundheitswesen" von heute auch nur annähernd ein System ist, das ehrlich und unbefangen darauf abzielt, die natürliche Lebensspanne des Menschen zu verlängern, **wenn es sich um Präventivmaßnahmen handelt**, damit es erst gar nicht zu Erkrankungen kommt.

Ihre Berechtigung findet die moderne Schulmedizin in der Notfallmedizin, Notfallchirurgie und in der plastischen Wiederherstellungschirurgie, da vollbringt sie Höchstleistungen.

Es ist nicht meine Absicht, Ratschläge und Empfehlungen qualifizierter Ärzte bezüglich konkreter, spezifischer Krankheitsfälle in Abrede zu stellen. Eine Erkrankung im klinischen Stadium ist zweifelsohne ein schweres und ernst zu nehmendes Leiden und es sollten in jedem Fall spezialisierte Ärzte aufgesucht und zu Rate gezogen werden.

Warum werden wir bezüglich unserer Gesundheit so belogen?

Diesen politisch, medizinischen, chemischen Institutionen/Unternehmen geht es auf der ganzen Welt nicht mehr um GESUNDHEIT, damit kann man keinen Profit erzielen. Krankheit ist das „Big Business" dieser Institutionen. Einen Krankheitsausbruch grundsätzlich zu verhindern, damit ist kein Geld zu verdienen, aber Krankheiten zu behandeln bzw. zu heilen, das ist ein Goldesel, der sich lange Jahre gut melken lässt.

Dies ist sehr traurig, aber belegbar. Beispiel: Die Kosten der Prävention (Vorbeugung) belaufen sich auf ein Tausendstel der Summen, die üblicherweise in Heilverfahren gepumpt werden, und Vorbeugung, wie intensiv und aufwendig sie auch sein mag, wiegt Berge von Heilverfahren auf.

Warum Vorbeugung nicht unbedingt Bestandteil der Firmenphilosophie des Gesundheitswesens der westlichen Welt ist:

- Vorbeugungsmaßnahmen können von der Pharmaindustrie nicht patentiert und gewinnträchtig verkauft werden (Gemüse bleibt nun mal gewöhnliches Gemüse).
- Bestünde ein ausreichender und wahrheitsgetreuer Informationsaustausch zwischen Arzt und Patient über Gesundheit und Krankheit und würden Prophylaxe und Präventivmaßnahmen mehr Beachtung geschenkt, dann wären die Nachfrage und der Bedarf an Arzneimitteln eingeschränkt, was eine erhebliche Verringerung der Profite nach sich zöge. Nirgendwo wird dies augenscheinlicher als in der Tatsache, dass die Ärzte von heute in puncto Ernährung so gut wie gar nicht ausgebildet werden, wobei gerade die Ernährung einer der Hauptfaktoren aller Vorbeugungsmaßnahmen ist.

Jeder Einzelne sollte nur ein wenig zurückfinden zur Natur, zur Schöpfung.

Wir müssen unseren Weg in das neue Jahrtausend mit mehr Mut zur Eigenverantwortung und der alles umfassenden Liebe gehen.

Mit Mut und Liebe schaffen wir es, die Menschheit und unseren Planeten zu retten!

Wandlung

Finden Sie nun, dass es sinnvoll ist, wieder Eigenverantwortung zu üben?!

Sie werden enorme Kosten sparen und Leid, Schmerz, Angst, Krankheit und Siechtum, verbunden mit einem vorzeitigen und oftmals schrecklichen Tod, vermeiden können.

Tragen Sie nicht Ihr schwer verdientes Geld weiterhin auf die Bankkonten der Lebensmittel- und chemischen Industrie, die das ihre dazu beigetragen haben, dass es um Ihre Gesundheit überhaupt erst so schlecht bestellt ist, die vielleicht Ihr bedauernswertes Ableben zu verantworten haben.

Also, entlasten Sie Ihren Arzt und übernehmen Sie wieder die Verantwortung für sich und Ihre Familie. Auf diese Weise verweisen Sie das Gesundheitswesen wieder zurück in seine ursprünglichen Schranken: sinnvolle **Vorbeugung** und wirksame medizinische Versorgung zu leisten.

Haben Sie Mut! Es ist nie zu spät, seine Lebensführung zu ändern – ganz gleich, wie schlecht es um Ihren derzeitigen gesundheitlichen Zustand auch bestellt sein mag, Sie werden unverzüglich in den Genuss der damit verbundenen gesundheitlichen Verbesserungen kommen.

Den größten Fehler und die größte Dummheit der Menschen ist es, sich von industriell bearbeiteter, mit unzähligen chemischen Zusätzen veränderter und industriell hergestellter Kunstnahrung, die für die Entstehung einer schlechten körperlichen und geistigen Konstitution verantwortlich ist, zu ernähren. Für die Erhaltung einer gesunden körperlichen und geistigen Verfassung ist nur ein einziger Faktor ausschlaggebend: die Berücksichtigung einer natürlichen und ausgewogenen Ernährung.

Wir Menschen könnten gesund und schön durchs Leben gehen, wenn wir uns nur richtig ernährten und unsere Lebensweise nur etwas mehr der Natur anpassten. Würde uns das von Kindesbeinen an gelehrt, bedürften wir weder irgendwelcher Impfungen und Vorsorgeuntersuchungen noch des zurzeit herrschenden Diagnosekultes oder lebenslänglicher Therapien. Bei naturgemäßem Verhalten, naturbelassenen Lebensmitteln, natürlicher Körperpflege und damit einer unbelasteten Umwelt gäbe es auch die sogenannten modernen Zivilisationskrankheiten nicht mehr.

Zur Gemüsetheke im Supermarkt: Die Tomaten, die Äpfel und die Paprika usw., so schön anzusehen, schön groß und glänzend, wie im Bilderbuch. Das Gemüse im Supermarkt, oder auch im Discounterladen, bietet sich in einer nahezu perfekten Optik dar und verführt uns durch glänzendes, vielversprechendes Aussehen zum Kauf. Zwischen Schein und Sein liegen aber Welten. Greenpeace ermittelte unlängst, dass sich in zahlreichen Gemüsen Rückstände chemischer landwirtschaftlicher Mittel in unzulässig hohen Konzentrationen befinden.

Es muss mit einer intensiven Behandlung durch Kunstdünger und Pestizide dafür gesorgt werden, dass aus den anfälligen Pflanzen sichere Ernten gewonnen werden. Hohe Nitratgehalte, Kadmium-Spuren und chlorierte Kohlenwasserstoffe im Boden sind das Ergebnis. Durch den hohen Kartoffelkonsum gehört die Kartoffel zu den hauptsächlichsten Kadmium-Verseuchern in Deutschland. Diesem Chemiecocktail steht zudem ein Mangel an lebensnotwendigen Inhaltsstoffen gegenüber. Dieser Mangel – die Gemüse gleichen künstlich aufgeschwemmten Placebos – hat zwei wesentliche Gründe: Erstens werden fast ausschließlich Hybridpflanzen zur widersinnigen Ertragssteigerung angebaut, und zweitens sind die Böden völlig ausgelaugt, ja ausgemergelt.

Hybridpflanzen unterscheiden sich rein äußerlich nicht von herkömmlichen Pflanzen, allerdings im Verhalten. Es sind Züchtungen, die VON der Industrie FÜR die Industrie entwickelt worden. So bringen diese empfindlichen Pflanzen zwar ein Maximum an Ertrag, wenn die Kultur von einer optimalen chemischen Behandlung begleitet wurde, doch es fehlt ihnen ein natürliches Reifeverhalten. Hybriden sterben abrupt ab, sodass viele Reifungsvorgänge nicht abgeschlossen werden.

Die Zukunft unseres Planeten sieht zur Zeit nicht gerade paradiesisch aus.

Die Natur von Pflanze, Tier und Mensch, selbst des ganzen Planeten, wird in unverantwortlichem Maße und mit unverantwortlichen Methoden ausgebeutet. Übrig geblieben sind eine kranke Natur und kranke Seelen, kranke Ökonomien und kranke Menschen, deren Arbeitskraft kurz und effektiv ausgebeutet wird.

Würden wir die Schwächeren unter uns mehr achten und Mensch und Tier die Würde lassen, ginge es uns besser.

Lasst uns jetzt umkehren und uns auf den Weg der Gesundung von Mensch, Wirtschaft und Natur machen, dann wird die klägliche Phase der augenblicklichen technisch-materialistischen Zivilisation, die Phase der Verachtung und Ausbeutung von Natur, Pflanze, Tier und Mensch enden. Dann kann das neue Jahrhundert voller Liebe und Achtung, die wir unserem Planeten, Tieren, unseren Mitmenschen und unserer Schöpfung entgegenbringen, beginnen.

Voraussetzungen für ein langes und gesundes Leben

Meiden oder reduzieren Sie:

– Schokolade, Eis, Fruchtjoghurt, Kaffee, Alkohol, Cola und andere gezuckerte, kohlensäurehaltige und künstlich hergestellte Nahrungsmittel und Getränke;
– Milch und Milchprodukte, Fleisch und Fleischprodukte, Kochsalz;
– raffiniertes, poliertes, glutenhaltiges Getreide, Auszugsmehl (Weißbrot);
– alle industriell behandelte, mit Chemikalien versetzte Nahrung;
– den übermäßigen Gebrauch von chemischen Körperpflege-, Haushalts- und Hygienemitteln; der Regen und unser Trinkwasser bringen uns alles wieder zurück.

Empfehlenswert:

– Essen Sie ausgewogen (Eiweiße, Kohlenhydrate und gutes Fett, Spurenelemente, vitamin-, ballaststoff- und enzymreich), überwiegend vegetarisch und naturbelassen.
– Verwenden Sie nur kalt gepresste Öle, z. B. für die warme Küche Raps- und Sesamöl, für die kalte Küche Distel-, Lein- und Fischöl.
– Trinken Sie Kräutertee und viel (zwei bis drei Liter) Wasser.

- Bleiben Sie körperlich fit und aktiv. Treiben Sie keinen übertriebenen Sport.
- Übersäuern Sie Ihren Körper nicht.
- Versuchen Sie, in einem durch Schad- und Giftstoffe unbelasteten Umfeld zu leben.
- Verschonen Sie Ihren Körper von verlockenden Genussmitteln und mit unzähligen Zusatzstoffen belasteten Nahrungsmitteln. Geben Sie Ihrem Körper vollwertige, vitalstoffreiche, unraffinierte, nicht industriell aufbereitete Nahrung.
- Gesunde Nahrungsmittel sind naturbelassen, aus Ihrer näheren Umgebung (damit sie auf dem kürzesten Weg auf Ihrem Tisch landen, sodass keine Vitamine verloren gehen) und sollten saisonbedingt gegessen werden, damit Ihr Körper im Sommer kalte Nahrungsmittel (alle Südfrüchte, Rohkost, Obst etc.) und im Winter heiße Nahrungsmittel (Wurzelgemüse, scharfe Gewürze, Getreide, Fleisch etc.) bekommt.
- Schaffen Sie sich Lebensfreude (Wissen, Mut, Eigenverantwortung, Unabhängigkeit, Freiheit, Disziplin, Gesundheit, Gutmüdigkeit, Lachen, Liebe).

– Fangen Sie einfach an –

Zu Beginn brauchen Sie Ihre Nahrung nicht total umzustellen, aber Sie können beginnen und stufenweise einsteigen. Jeder kann für sich den richtigen Weg finden!

Vom Weißbrot zum Vollkornbrot, vom Zucker zum Honig – Schritt für Schritt können Sie ballaststoffreiche und naturbelassene Nahrung, wie Getreide und Gemüse, zum Schwerpunkt Ihrer Mahlzeit werden lassen. So werden Sie es ganz leicht schaffen, gesättigtes, tierisches Fett und raffinierte Produkte immer mehr wegfallen zu lassen. Jeder noch so kleine Schritt in Richtung Vollwerternährung und naturbelassene Ernährung ist ein Schritt zur Gesundung Ihres Körpers. Auch durch kleinste Veränderungen werden Sie große Unterschiede zur herkömmlichen Kost verspüren.

Natürlich darf man nicht vergessen, dass richtige Ernährung nicht der einzige Weg zur Gesunderhaltung ist. Es gibt sehr viele gesundheitsschädigende Faktoren; von all diesen Faktoren können wir am ehesten noch Einfluss auf unsere Ernährung nehmen. Die Entscheidung für eine gesunde Ernährung ist die wichtigste Entscheidung im Leben.

Fleischeslust – zu viel tierisches Eiweiß ist gefährlich

Im Mittelalter war Fleisch ein Nahrungsmittel, das sich nur wenige leisten konnten. Der Mensch ernährte sich vorwiegend vegetarisch. Der Bauer schlachtete und aß seine Nutztiere nicht; er brauchte die Milch der Kuh, die Eier seiner Hühner zur weiteren Nahrungszubereitung, um seine Familie ernähren zu können. Wenn er in den Wäldern des Königs Wild erlegt hätte und erwischt worden wäre, hätte ihm kein Betteln und kein Flehen genutzt und er wäre für seine frevlerische Tat sofort am nächsten Baum aufgehängt worden.

Den beiden Amerikanern Ray Kroc und Richard McDonald ist es gelungen, ein vom Nahrungsmittel weit entferntes Gummifutter-Produkt als Fast-Food-Konzept der ganzen Welt schmackhaft zu machen. Mit der Geburtsstunde der Hamburger-Ketten ist eine neue Ernährungs-24-Stunden-friss-dich-zu-Tode-Kultur über uns hereingebrochen, die eine Gesundung des Menschen, geistig wie körperlich, unmöglich macht.

Die frühzeitige beschleunigte Entwicklung der Kinder (Akzeleration) und die sich vermehrt verbreitende Homosexualität sind die schlimmsten Konsequenzen des übertriebenen Fleisch-, Milch- und Zuckerkonsums schon in der frühesten Kindheit, was sich auf die geistige und körperliche Gesundheit sowie auf die Lebensdauer und Fortpflanzung der Menschen auswirken wird. Die natürliche Entwicklung und Immunität des Kindes ist gestört und geschwächt, Jugendliche werden früher geschlechtsreif, sie bekommen zu einem Zeitpunkt Kinder, wo das Gefühl der Verantwortung für diese noch vollständig fehlt. Ein großer Teil der Energie, die dem Menschen für sein ganzes Leben zur Verfügung steht, wird aufgrund der Akzeleration schon in jungen Jahren vernichtet. Die modernen Kinderkrankheiten und Ekzeme sind nichts anderes als das Ergebnis einer unreifen, blinden Elternliebe, welche nicht von einem gesunden und reifen Menschenverstand gelenkt wird. Durch die unnötige und übermäßige Ernährung des Kindes mit Fleisch, Kuhmilch und Süßigkeiten wird die Lebensdauer des Kindes ungewollt verkürzt.

Fleisch und das Böse

Konstantin der Große (280–337) wurde im 3. Jahrhundert n. Chr. geboren. Die gerade entstehenden urchristlichen Gemeinden stellte er unter seinen persönlichen Schutz und gewährte den Christen volle Religionsfreiheit. Somit trug er erheblich dazu bei, dass das Christentum zur Staatsreligion ernannt wurde (seine kaiserliche Mutter Flavia Helena vermittelte dem jungen Konstantin ihre christliche Überzeugung). Er war es auch, der den Sonntag zum allgemeinen Feiertag erklärte.

Konstantin verstand sich als gottgesandter Kaiser mit Heilsauftrag für das Römische Reich, womit er sich legitimiert sah, sich in innerkirchliche Angelegenheiten einzumischen. Er berief im Jahr 325 in Nizäa ein Konzil ein, in dem das Evangelium umgeschrieben wurde, zugunsten der Völlerei und Ausbeutung im Namen der Kirche.

Die Urchristen waren damals alle Vegetarier. Konstantin war ein unbarmherziger Krieger und benötigte grausame, fleischessende Soldaten, weil Fleisch aggressiv macht. Alle Urchristen wurden unter Folter gezwungen, Fleisch zu essen; wer es nicht tat, wurde getötet. Das ursprüngliche Christentum wurde fast vollständig ausgelöscht. Die „neuen" Christen wurden gezwungen, Fleisch zu essen, Alkohol zu trinken und in den Krieg zu ziehen.

Bis ins Mittelalter zieht sich der rote Faden der Kirche, vegetarisch lebende Christen zu verfolgen und hinrichten zu lassen, weiter. Es wurde damals auch die Lehre eingeführt, dass Tiere keine Seele haben. Damit war der Weg frei, dass Tiere eingesperrt, gemästet, gequält und geschlachtet werden konnten. Die heutigen Kirchen haben mit dem Urchristentum, so wie Jesus Christus es gelehrt hat, nichts mehr zu tun.

Menschen, die viel Fleisch essen, werden roh, aggressiv, streitsüchtig. Menschen mit solchen Verhaltenszügen vernichten sich selbst und zerstören ihr Umfeld. Die Krankheitsfolgen sind beim Fleisch- und Milchkonsum dieselben. Beim Fleischkonsum sind sie nur gravierender und schwerer behandelbar. Die mit dem Fleisch und der Milch aufgenommenen Stresshormone, Giftstoffe und Informationen der Angst machen aggressiv, herrschsüchtig und triebhaft. Wenn diese Gewalt zum Massenwahn (Rinderwahn) ausufert, wartet die nächste Stufe der Entartung der Menschheit, der Kannibalismus, schon an der nächsten Ecke. Alle kriegsführenden Länder der Welt sind Fleischesser.

Die Fleisch- und Milchwirtschaft wird mit Steuergeldern subventioniert, von Politikern im Auftrag der Wirtschaft weltweit unterstützt. Somit werden mit Steuergeldern Krankheiten gefördert.

Warum essen wir immer noch Fleisch?
Weil es uns schmeckt und wir glauben, dass tierisches Eiweiß lebensnotwendig ist. Fleisch war in allen Zeiten ein Luxus und sollte es auch wieder werden. In Maßen gegessen, schafft es auch der menschliche Organismus, es zu verdauen; im Übermaß, wie es heute verzehrt wird, übersäuert es uns und macht uns krank. Der Verzehr von Fleisch widerspricht jeglicher Logik, dem gesunden Menschenverstand und geht gegen unseren Instinkt, vor allem wenn wir uns vergegenwärtigen, in welch schwindelerregendem Ausmaß sich dieser Fleischkonsum bewegt.

Wenn Ihr vierjähriges Kind Hunger hat, wo würde es hineinbeißen, wenn es den Hund, die Katze oder Hamster streichelt und neben sich einen Apfel liegen hat? Sie denken schon richtig: natürlich in den Apfel.

Für Ernährungsforscher gilt schon seit über 20 Jahren, dass eine pflanzliche Kost einer Ernährung mit tierischen Produkten vorzuziehen ist. Ihnen ist bewusst, dass die heutzutage meist übliche Ernährung, die aus übermäßig viel tierischem Eiweiß, ballaststoffarmer und industriell behandelter Nahrung besteht, der eigentliche Auslöser ist für die Anhäufung von Krankheiten, wie z. B. Herz-Kreislauf-Erkrankungen, Diabetes, Übergewicht, Gallensteine, Blinddarmentzündungen, Dickdarmdivertikulose, Hernien (Eingeweidebruch), Hämorrhoiden, Osteoporose, Nierenbeschwerden, Krampfadern, Krebs sowie für eine beschleunigte sexuelle Entwicklung bei Kindern.

- Die Zähne eines fleischfressenden Tieres sind Reißzähne, die eines Menschen sind Mahlzähne.
- Der Speichel eines Fleischfressers ist sauer und dafür gemacht, tierisches Eiweiß zu verdauen. Unser Speichel ist basisch/alkalisch und enthält Ptyalin, für die Verdauung von Stärke.
- Der Magen eines Fleischfressers ist ein einfacher, runder Sack, wir Menschen besitzen einen kompliziert strukturierten länglichen Magen.
- Der Darm eines Fleischfressers ist dreimal so lang wie sein Oberkörper und dafür gemacht, tierisches Eiweiß so schnell wie möglich auszuscheiden. Unser Darm ist zwölfmal so lang wie unser Oberkörper und dafür gemacht, die Nahrung so lange darin zu verwahren, bis ihr alle Nährstoffe entzogen worden sind.

Wir benötigen viel weniger Eiweiß, als meistens angenommen wird. Der Eiweißbedarf eines Menschen liegt bei 20 bis 40 Gramm pro Tag, viele Menschen nehmen 100 bis 200 Gramm täglich zu sich. Durch diesen Eiweißüberschuss schafft sich der Mensch gesundheitliche Probleme größeren Ausmaßes, besonders weil dadurch die Entstehung von Azidose (Übersäuerung) begünstigt wird, die verheerende Auswirkungen auf den Körper haben kann und für nahezu alle schweren Krankheiten mit verantwortlich ist. Auch führt ein Eiweißüberschuss zu einem erhöhten Verlust von Kalzium und anderen lebensnotwendigen Mineralstoffen. Dem Körper müssen nicht Fleisch und Molkereiprodukte zugeführt werden, damit sein Bedarf an Kalzium, Vitaminen (abgesehen vom Vitamin B9 und B12), Mineralien und Eiweiß abgedeckt wird. Mit geringen Fleischmengen kann unser Körper umgehen.

Alle Nährstoffe, die unser Körper braucht, können aus der Pflanzenwelt bezogen werden, ohne dass ihm dadurch Nachteile entstehen. Wenn wir uns ausgewogen ernähren, Obst, Gemüse, Hülsenfrüchte, Getreide und Nüsse zu uns nehmen, werden wir keinen Eiweißmangel erleiden. Der Körper bezieht aus diesen Nahrungsmitteln alle notwendigen Aminosäuren, die er für die Herstellung von menschlichem Eiweiß braucht.

Die westliche Welt sieht sich großen gesundheitlichen Probleme ausgeliefert, die durch ein Zuviel an Eiweiß hervorgerufen werden. Der Körper übersäuert und ist nicht mehr in der Lage, sich der giftigen Abbauprodukte zu entledigen, die auf einen übertriebenen Eiweißkonsum zurückzuführen sind.

Durch Zersetzungsprozesse entstehen im Darm Toxine; Giftstoffe, die sich beispielsweise in Leber, Niere und Dickdarm ansammeln und diese schwer belasten. Auch enthält Fleisch gesättigtes Fett; diese schädlichen Fettsäuren lagern sich innerhalb und außerhalb lebenswichtiger Organe und Blutgefäße ab und können für die Entstehung von Herzinfarkten, Krebsgeschwülsten und weiteren Krankheiten verantwortlich sein. Auch erhöht gesättigtes Fett die Cholesterinmenge (Fettmenge) im Blut, was zu Arteriosklerose (Verhärtung der Blutgefäße) führen kann. Nach dem Verzehr von Fleisch werden größere Mengen an Harnsäure gebildet; dadurch werden Leber und Niere überbelastet, was zu Gelenkentzündungen und Rheuma führen kann. Die menschliche Leber kann nur geringe Mengen an Harnsäure ausscheiden. Harnsäure ist eine hochgiftige Substanz, die im Körper schwerste Schäden anrichten kann. Der Mensch verfügt nicht über das Enzym Uricase, um Harnsäure abbauen zu können.

Für die Entstehung von Krankheiten ist ein verstopfter Darm fast immer die Hauptursache, was nicht zuletzt daran liegt, dass ein verstopfter Darm den Nahrungsmitteln, die er verwertet, nur unzureichend Nährstoffe entziehen kann. Auch wird der Nahrung während des Verdauungsprozesses Feuchtigkeit entzogen; übrig bleibt eine zähflüssige und klebrige Masse, die sich an der Wand des gesamten Darmtraktes festsetzt (schleimige Ablagerungen). Die größten Übeltäter sind die industriell behandelten Nahrungsmittel von heute. Es ist durchaus möglich, dass sich bei einem erwachsenen Menschen, der sich überwiegend tierisch-eiweißhaltig ernährt hat, an die drei biszehn Kilogramm zusammengepresster Kot im Verdauungstrakt abgelagert und diesen verstopft haben und er diese unverdauten Nahrungsmittel und Abfallprodukte in seinem Verdauungstrakt mit sich herumträgt. Diese gummiartigen, verhärteten Ablagerungen sind nicht mehr in der Lage, ihre Reise durch den Darm fortzusetzen, und verfaulen allmählich. Übelriechender Stuhlgang, Gase, Körperausdünstungen und Mundgeruch sind die Folge. Auch bildet diese verwesende Masse einen idealen Nährboden für Keime und Bakterien, die dort prächtig gedeihen und Giftstoffe produzieren, die in die Blutbahn gelangen und den gesamten Körper in Mitleidenschaft ziehen können.

Der Mensch ist die einzige Kreatur der Schöpfung, die natürliche Nahrungsmittel industriell behandelt, kocht, brät, bestrahlt, schmort oder sonst wie verändert (dadurch deren kostbare Nährstoffe zerstört), oder chemische „Nahrung" herstellt. Diese vom Menschen verdorbenen und vergifteten Nahrungsmittel produzieren ihre eigenen Säure bildenden Nebenprodukte, einschließlich instabiler, oxidierender Moleküle oder Atome („freie Radikale"), die den Darm schädigen können. Dies kann einen natürlichen Heilungsprozesse einleiten, der sich in einem Reizcolon, Morbus Crohn oder in kolorektalem Karzinom äußern kann.

In industrialisierten Ländern ist Darmkrebs, bei Männern und Frauen, die zweithäufigste Form der Krebserkrankung. Dies zeigt uns deutlich den Grad des zerstörerischen Ausmaßes, der bei industriell behandelten, veränderten Nahrungsmitteln mittlerweile zu verzeichnen ist.

Unsere Ernährung macht uns krank und tötet uns!

Sie brauchen nicht auf Fleisch- und Molkereiprodukte zu verzichten. Fleisch enthält die Vitamine B9 und B12, die für die menschliche Gesundheit unerlässlich sind. Um den Bedarf an Vitamin B12 zu decken, und wenn sie nicht ganz vegetarisch leben wollen, essen Sie Fisch. Die fetten Fische, wie Makrelen, Sardinen und Lachs, sind die besten Quellen dafür. Der Verzehr von Bio-Fleisch in geringen Mengen wäre ideal für die Versorgung mit Vitamin B9 und B12. Ein Ernährungsmodell könnte so aussehen: 5 bis –10 % Bio-Fleisch/Fisch und Molkerei-produkte und 90 bis 95 % vollwertige Nahrungsmittel wie Obst, Gemüse, Hülsenfrüchte, Getreide, Nüsse.

Woher beziehen eigentlich die Tiere, die wir essen, ihr Eiweiß?

Von Gräsern, pflanzlicher Kost und Getreide!

Als wäre nicht schon genug an Grausamkeiten getan, dass Tiere in Massentierhaltungen eingepfercht, körperlich wie seelisch gequält und bestialisch getötet werden, führt der übermäßige Fleischkonsum, nicht nur bei den Menschen, zu Krankheiten und vorzeitigem Tod, die sich tagtäglich, von früh bis spät, mit Fleisch und Fleischprodukten voll stopfen. Damit sich die Menschen in der westlichen Welt ausreichend Fleisch- und Fleischprodukte schmatzend einverleiben können, verhungern in den Entwicklungs-ländern täglich 40.000 Kinder, weil sie gezwungen sind, ihr Saatgut als Tierfutter zu verkaufen.

Der übermäßige Fleischkonsum hat nicht nur zerstö-rende Auswirkungen auf den menschlichen Körper, son-dern auch auf das globale Natursystem.

– Weltweit werden 40 bis 50 Prozent der Getreide-ernten als Tierfutter gebraucht. Für ein Kilogramm Fleisch werden 14 Kilogrammj Getreide benötigt.
– Über die Hälfte unseres Trinkwassers wird für die sinnlose Massentierhaltung verbraucht.
– Die Pharmaindustrie verdient auch hier Milliar-den, indem sie Hunderte von Medikamenten in die Tiere pumpt. Danach ist der Mensch der Goldesel der Pharmaindustrie, wenn er das kranke Fleisch und die verseuchte Milch trinkt.

- Die Massen an Tieren, die für den menschlichen Verzehr gemästet werden, produzieren auch Massen an Ausscheidungen, Mist und Gülle, das belastet und zerstört die Natur.
- Durch Ammoniak bildet sich saurer Regen, was das globale Waldsterben verursacht.
- Nitrat verunreinigt unser Grundwasser und die Produkte, die auf diesem Boden angebaut werden.
- Etwa 100 Millionen Tonnen Methan werden jährlich durch die Massentierhaltung produziert. Methan ist ein hochgiftiges Treibgas, das den Treibhauseffekt unserer Erde fördert und zu einem Klimawandel mit verheerenden und unvorstellbaren Folgen führen wird.

Ist uns das die Currywurst mit Pommes wert, oder würde nicht ein Sonntagsbraten vollkommen ausreichen, wenn überhaupt Fleisch?

Je weniger, und dann vielleicht bewusster, wir Fleisch, Wurst, Fisch, Milch und Milchprodukte zu uns nehmen, umso weniger zerstören wir uns, unsere Natur (wir haben nur eine Natur, nur ein Wasser), die Seele und den Körper der Tiere (auch die Fische werden heute schon in Massentierhaltungen gequält und mit entsetzlichem Futter gemästet) und die unschuldigen, armen Menschen der Dritten Welt!

Fleisch ist heute eine erschwingliche Selbstverständlichkeit geworden. Nichtsdestotrotz ist das Vertrauen, sich von Fleisch zu ernähren, in den letzten Jahren immer tiefer erschüttert wurden, durch Pressemeldungen, die über den Einsatz von verbotenen, krebserregenden Hormon- und Antibiotikapräparaten und von tierquälerischen Massentierhaltungen berichteten.

Durch folgende Substanzen kann das heutzutage angebotene Fleisch verunreinigt sein: rBGH (gentechnisch hergestelltes Rinderwachstumshormon), Pestizide, Insektizide, Arsen, Antibiotika/Chemotherapeutika, hormonelle Wachstumsbeschleuniger, Steroide, Zecken, Parasiten, Viren und Eiterzellen. Fleisch ist nur äußerst selten nicht verunreinigt. Die meisten Fleischsorten werden chemisch behandelt und eingefärbt, somit wird eine „gesunde" rote Farbe geschaffen. Totes Fleisch ist grau. Auch kann Fleisch mit Natriumsulfit behandelt sein, das den Verwesungsgeruch beseitigen soll. Der übermäßige Fleischkonsum unserer Gesellschaft hängt damit zusammen, dass wir glauben, an einer Eiweißunterversorgung zu sterben.

Einige Menschen sind stolz, in einer modernen Gesellschaft wie heute zu leben, und fragen sich nicht, warum sie Ernährungsgewohnheiten als normal und richtig hinnehmen, die einen übel riechenden Mundgeruch, Körpergeruch und Stuhlgang, Krankheiten und Gebrechen bewirken. Wieso betrachten wir eine kranke, geschwächte Gesellschaft als normal?

Noch in den 30er-Jahren des vergangenen Jahrhunderts waren Krankheiten, die uns heute so geläufig sind, verhältnismäßig unbekannt. Dafür treten sie heute bei der „wohlgenährten" Bevölkerung umso häufiger zutage, was auf die extrem starken Eiweiß-Werbekampagnen zurückzuführen ist. Wer am Abend die Werbeblöcke im Fernsehen verfolgt, dem wird auffallen, dass die Öffentlichkeit überzeugt werden soll, sich von Säurelieferanten zu ernähren. Es werden nur Lebensmittel propagiert, die der Übersäuerung des Körpers zuträglich sind: Fleisch, industriell verarbeitetes Getreide, Milch und Zucker und natürlich Orangensaft. Mit Vollwertgetreide, Grünzeug, Karotten, Äpfeln & Co. lassen sich nun mal keine fetten Gewinne erzielen, also gibt's auch keine Werbung. Daran müsste doch jeder erkennen, dass die Menschen, mit List und Tücke, mittels falscher Informationen, gezielt zu Krankheit, Siechtum und vorzeitigem Tod manipuliert werden, um unnötige und krank machende Produkte für gesund zu halten und zu kaufen, und Gesundheitswesen und Regierung schauen tatenlos zu.

Hippokrates warnte die Menschheit vor den „giftigen Säuren", die uns krank machen und elendig leiden lassen. Warum informiert der überwiegende Teil der Ärzteschaft die Menschen von heute nicht über krank machende Säuren und Gifte, sondern behandelt sie mit Medikamenten, Operationen und sonstigen Torturen (die den Körper noch mehr übersäuern), bis sie nicht mehr können und ihre Organe schlappmachen?

Fragen der Tiere

– Warum sperrt ihr uns in Käfige, quält, foltert, versklavt uns und gebt uns eure ekelerregenden und bestialischen Abfallprodukte zu essen?

– Ihr Menschen denkt, wir merken nicht, was ihr mit uns vorhabt, wenn ihr uns in die Anhänger pfercht, denen der Geruch der panischen, entsetzlichen Todesangst der Tiere, die zum Schlachthof gefahren wurden, anhaftet? Kennt ihr diese unbeschreibliche Todesangst, wenn man weiß, dass man getötet wird, ob im Schlachthof , in den Armee-Forschungslabors für Schusswaffen oder, wie in den USA, in den Schredderanlagen für Tierentsorgung, wo uns unsere Herrchen und Frauchen hinbringen, wenn sie uns nicht mehr lieb haben oder in Urlaub fahren?

– Was empfindet ihr, wenn ihr euch ein Stück Fleisch von einer gemarterten Tierseele und einem zu Tode gequälten Tierkörper einverleibt? Schmeckt ihr die Angst, die Panik, das Leid und den Schmerz des von euch zu Tode gequälten Tieres?

– Was haben wir euch getan, dass ihr uns so misshandelt, zu Tode quält und unseren Leib zerlegt zu eurem Genuss? Unser Schöpfer hat uns geschaffen, dass wir uns lieben, miteinander leben und uns unterstützen können. Er hat uns die Natur geschenkt mit Beeren, Samen, Kräutern, Nüssen, Früchten, Gemüse und Getreide. Warum ergötzt ihr euch an unseren Leibern und wünscht euch noch einen guten Appetit?

– Warum belügt ihr euch und andere, indem ihr
behauptet, wir hätten keine Seele? Wir fühlen
genauso wir ihr und müssen aufgrund dessen so
erbärmlich leiden. Ihr habt euch einer machtgie-
rigen, profithungrigen und herzlosen Hierarchie
unterworfen und euch entmündigen lassen. Euer
lebenswichtiger Instinkt ist zugeschüttet mit
Schuldgefühlen, Angst und Krankheiten; wir besitzen ihn noch und merken ganz genau, was um
uns herum geschieht und was ihr uns antut und so
mancher von euch mit uns vorhat.

– Warum könnt ihr uns nicht hören oder wollt ihr
uns nicht hören, wenn wir vor Angst und entsetzlichen Schmerzen schreien, euch um Gnade an-
flehend, bettelnd, unter unsagbaren Schmerzen,
wenn ihr eure Haarwaschmittel, Seifen, Cremes,
Nagellacke und Lippenstifte in unsere Augen und
auf unsere geschorene Haut schmiert und danach
an unseren missbrauchten und geschundenen
Körpern weiter forscht und uns weiter quält mit
Chemie- und Giftspritzen und uns Krebszellen
einpflanzt, die noch mehr Elend und Schmerzen
in uns verursachen? Diese Produkte, die dem einen
Lebewesen Leid, Schmerz und Pein gebracht haben, können euch, dem anderen Lebewesen, doch
nichts Gutes bringen? Sie werden euch genauso
viel Leid und Schmerz bringen wie uns.

– Warum habt ihr kein Erbarmen mit uns? Wo ist
eure Liebe geblieben? Habt ihr alles eingetauscht
gegen Erbarmungs- und Herzlosigkeit, Profitgier,
Macht, Hass und Mord?

– Bemerkt ihr nicht, dass ihr für die Grausamkeiten, Erbarmungslosigkeiten und den Mord am Tier und der Natur schon lange bestraft werdet – mit unzähligen Krankheiten, schrecklichem Siechtum, vorzeitigem Tod, Naturkatastrophen und Kriegen – und die Existenz der Menschheit dadurch dem Ende zugeht?

– Wenn ihr Menschen die Natur zerstört und uns Tiere vernichtet habt, esst ihr dann Geld?

Es wird die Zeit kommen, da das Verbrechen am Tier genauso geahndet wird wie das Verbrechen am Menschen.
Leonardo da Vinci, 1452–1519

Industrienahrung zerstört Mensch und Tier

Die Lebensmittelindustrie arbeitet gezielt mit Geschmacksprägungen – gezielte, manipulierte Gewöhnung von Tier und Mensch an ihre künstlichen Produkte.

Mit ausgeklügelten Werbestrategien werden Kinder schon frühzeitig an überflüssige und ungesunde Nahrungsmittel und Getränke herangeführt. Diese überzuckerte, zu fette und mit Geschmacksstoffen konstruierte Fertignahrung führt zu Desorientierung des Geschmackssinnes und nimmt dem Kind die Möglichkeit, natürliche Nahrungsmittel zu erkennen. Diese Fehlernährung verursacht Krankheiten und Übergewicht, bei Kindern und Erwachsenen. Für das Gesundheitswesen aller Industrienationen veruracht das Kosten in Milliardenhöhe, die sie über das Volk wieder hereinholen.

Um es für alle verständlich zu machen: Ich füge Ihnen Schaden zu und alle wissen, dass ich es war und bin, der Sie geschädigt hat, aber ich muss den Ihnen zugefügten Schaden nicht bezahlen und werde auch nicht bestraft dafür. Haben Sie es verstanden? Nein? Ich auch nicht. Mein Anwalt würde sich vor Lachen in die Hose machen, wenn ich ihm sagen würde, dass ich in Nachbars Zaun gefahren bin und er das schön selbst bezahlen muss.

Lebensmittel-, Pharma- und chemische Industrie fügen seit Jahren den Menschen weltweit Schaden zu; sie verdienen damit noch viel Geld, werden aber nicht bestraft für den Schaden, den sie anrichten. Warum hindern Gesundheitswesen und Regierung, die für den Schutz des Bürgers da sein sollten, diese Industriezweige nicht an ihren schäbigen, zerstörerischen Geschäften?

Die EU strebt eine abfallfreie Lebensmittelproduktion an.

Fast alle Schlachthofabfälle und Abfälle der Lebensmittelverarbeitungsindustrie werden der industriell be- und verarbeiteten, künstlichen Nahrung beigemischt. Molke wird zu Fitnessgetränken. Abfälle der Schweinemastindustrie landen beim Bäcker, in Brötchen, Kuchen, Brezeln, Fertigteigen und Paniermehlen. Industrieabfälle/Gifte in Spirituosen und unserem Leitungswasser. Aus Klärschlamm wird Dosengulasch oder ein Fäkalien-Burger.

Der gesundheitsbewusste Mensch kann sich kaum noch wehren gegen diese Produkte, die unsere LEBENS-Nahrung sein sollen, aber eigentlich in die Mülltonne gehören. Fast alle öffentlichen Einrichtungen, wie Schulen, Universitäten, Krankenhäuser und Altenheime, Autobahnraststätten und Restaurants, bedienen sich dieser Müll-Fabriknahrung, die den menschlichen Organismus zerstört.

Versuchen Sie, so wenig wie nur möglich in solchen Einrichtungen zu speisen. Finden Sie ein Restaurant, das seine Speisen aus natürlichen Lebensmitteln zubereitet.

Kaufen Sie keine Fertiggerichte und andere industriell hergestellte oder bearbeitete und veränderte Lebensmittel, wenn Sie gesund bleiben wollen!

„Bio" und „Natur" sind keine geschützten, patentierten Bezeichnungen.

Die Nahrungsmittelindustrie missbraucht diese Begriffe und täuscht den Konsumenten mit nichtssagenden, falschen Bio-Etiketten und Bio-Qualitätssiegeln. Das ist ein Betrug am Konsumenten.

Wenn Sie Bio-Produkte kaufen, dann achten Sie auf eine EU-Öko-Kontrollnummer, die auf jedem Bio-Produkt aufgestempelt ist. Nur wahre Bio-Produkte dürfen mit einer solchen EU-Öko-Kontrollnummer ausgezeichnet sein.

Geschmacksmanipulation = Übergewicht

Wir brauchen nicht so viel zu essen, wie wir vielleicht denken.

Früher stand der Bauer um vier Uhr früh auf, aß seinen Hafer oder Gemüsebrei und trank Getreidekaffee, lief 20 Kilometer barfuß über Stock und Stein zu seinem Feld, um es zu bearbeiten oder zu ernten. Trank gut strukturiertes Wasser aus Bach, Fluss oder See. Wieder daheim, gab es vielleicht Erbsen oder Bohnen (Eiweiß) mit Reis, Kartoffeln oder Brot.

In den 12 bis 14 Stunden, die wir wach sind, nicht schlafen (?), sollten wir nicht mehr als zwei bis drei Mahlzeiten zu uns nehmen. Bedingt durch die heutigen überwiegend leichten körperlichen Tätigkeiten benötigen wir nicht mehr als 200 bis 400 Kilokalorien pro Tag. Die meisten Menschen essen heute aus Gründen der Langeweile und weil sie das Verlangen/Appetit auf immer neue Nahrung verspüren.

In der Natur gibt es nur Hungersignale und Durstsignale. Den sogenannten Appetit oder unsere Heißhungerattacken, die wir erleben müssen (wer Haustiere hat, bemerkt diese zwanghafte, immerwährende Lust am Essen auch an seinen Tieren, die wie wir industriell verarbeitete, veränderte Nahrung zu sich nehmen), verdanken wir der Lebensmittel- und chemischen Industrie mit ihren unzähligen Zusätzen und Geschmacksverstärkern, und selbst verschuldet, wenn wir im Chemie(Super)-Markt unsere Nahrungsmittel kaufen.

Gewissenlos und schamlos werden uns Nahrungs-mittel ans Herz gelegt, zum Kauf angeboten, die kaum noch etwas mit „Mittel zum (Über)Leben" zu tun haben, im Gegenteil, die Gesamtheit dieser Produkte schädigt und zerstört die Gesundheit des Menschen, lässt den Menschen ein schmerz- und leidvolles, verkürztes Le-ben erleben. Wichtigstes Ziel der globalen Lebensmittel-, Genussmittel- und chemischen Industrie ist es, dass wir, wenn wir diese Produkte essen und trinken, schwer wie-der aufhören können, zu essen und zu trinken, damit höchstmöglicher Profit an uns gemacht werden kann. Die nächste Profitindustrie wartet schon, die Pharma-Gesundheitswesen–Industrie; sie behandelt uns dann, wenn es uns schlecht geht, wir krank und kränker, ge-brechlich, seelische Wracks, geistig gestört oder zum Aggressionsmonster werden.

Wenn Sie naturbelassene Produkte (Getreide, Gemüse, Obst, Bio-Fleisch, Bio-Fisch und gutes Wasser) zu sich nehmen, werden Sie mit viel kleineren Mengen auskom-men und keinen Appetit auf weitere Nahrungsmittel verspüren.

Der Schwindel um die Milch.

„Willst du eine Tasse warme Milch?" Dieser Satz beinhaltet Fürsorge, Wärme, Geborgenheit, Liebe, jemand möchte Ihnen etwas Gutes tun. Jegliche Nahrungsaufnahme hat auch eine emotionale und kulturelle Bedeutung, ganz besonders trifft das auf Milch zu. Der erste liebevolle Kontakt des Säuglings zur Mutter wird über die Muttermilch hergestellt. Durch das Stillen wird die Mutter-Kind-Beziehung gefördert, der Säugling empfängt Wärme und Geborgenheit.

Die Natur hat es so vorgesehen, dass jedes Lebewesen für seinen Säugling eine artspezifische Muttermilch bereithält. Der gute gesundheitliche Wert der Kuhmilch für das Kalb lässt aber nicht den Rückschluss zu, dass die Kuhmilch den gleichen gesundheitlichen Wert für den menschlichen Säugling hat. Es ist wissenschaftlich belegbar, dass Kuhmilch dem menschlichen Organismus mehr Schaden als Nutzen bringt.

Die Kuhmilch enthält, im Gegensatz zur Muttermilch, keine Bestandteile, um das Wachstum von Lactobacillus Bifidus zu begünstigen. Diese sind jedoch sehr wichtig für den Aufbau eines gesunden Darmmilieus, als Schutz vor Allergien und Infektionen (häufige Erkältungskrankheiten).

Kuhmilch enthält mehr Eiweiß als Muttermilch. Leber, Nieren und Verdauungstrakt des Säuglings werden dadurch stark belastet. Gegenüber der Muttermilch enthält die Kuhmilch die siebenfache Menge an Kasein. Das Verdauungssystem des menschlichen Säuglings ist dem nicht gewachsen. Eine optimale Verdauung der Kuhmilch ist nicht möglich.

Durch frühzeitigen jahrelangen Milchkonsum kann Diabetes Typ 1 ausgelöst werden. Forscher vermuten, dass die während des ersten Lebensjahres gegen Milcheiweiß hergestellten Antikörper in einer sogenannten Autoimmunreaktion gleichfalls die Bauchspeicheldrüse angreifen und zerstören und auf diese Weise Diabetes ausgelöst werden kann.

Auch hier sorgen die Lebensmittel-, chemische und pharmazeutische Industrie dafür, dass sie ein neues Leben schon im Säuglingsalter schwächen und von sich abhängig machen und somit ein ganzes Menschenleben lang fette Gewinne einfahren können. Mütter werden weltweit mit einem großen Werbeaufwand vom Stillen abgehalten. Den Rest besorgen Ernährungswissenschaftler, Ärzte, Ernährungs- und Diätberater, deren Ausbildung o. g. Industriezweige finanzieren und Ausbildungsunterlagen zu ihren Gunsten erstellen. Die schlechteste Muttermilch ist immer noch eine bessere Säuglingsnahrung als die zum Trend gewordene Chemie-Flaschennahrung. Dieser Muttermilch-Ersatz wird mit künstlichem Milchpulver, künstlicher Fertignahrung und zumeist mit verseuchtem Wasser angerührt. Mit derartigen Handlungen werden Krankheit und großes Elend in allen Ländern der Welt gefördert und finanziert, VON der Industrie FÜR die Industrie und mit Steuergeldern. Politiker verabschieden im Auftrag der Wirtschaft Lebensmittelgesetze, damit das Unnatürliche gefördert und die Menschen vergiftet werden.

Heute sind wir ein Volk von lauter Milchtrinkern: Säuglinge, Kleinkinder, Jugendliche, Erwachsene, sogar Senioren. Der Mensch trinkt mehrere hundert Liter Milch pro Jahr; hinzu kommt unser enormer Konsum von Milchprodukten wie Käse, Quark und Joghurt. Dem Verbraucher wird mit Milch-Ratgebern und anderen verführerischen Werbekampagnen, finanziert von der Industrie und Steuergeldern, glaubhaft gemacht, dass Milch uns gesund und stark macht, uns vor Krankheiten schützt. Den Müttern und deren TV-Kindern wird eingeredet und im Fernsehen vorgelebt, dass Frühstücksriegel, Schokolade-Milchschnitten und Joghurt-Früchtebecherchen (die Saccharose, Gluten und andere Giftstoffe enthalten) Kinder gesünder, glücklicher, schlauer und cooler machen.

Der Mensch ist das einzige Säugetier, das noch im Erwachsenenalter Milch trinkt, dazu von einer Kuh und nicht von der eigenen Spezies.

Die Wahrheit ist, dass Milch uns krank macht. Kuhmilch ist kein Nahrungsmittel für den Menschen.

Zum Thema Milch und deren Untersuchungen ist die wissenschaftliche und medizinische Literatur voll von Berichten, dass Milch und Milchprodukte Erkrankungen auslösen können: allergische Reaktionen, Mandelentzündung, Bronchitis, Asthma, Arthritis, Ekzeme, Rheuma, Osteoporose, Darmbeschwerden, innere Blutungen, Anämie, Diabetes, Salmonellenvergiftung, Übersäuerung, grauer Star, MS (Multiple Sklerose), Eisenmangel, Herz-Kreislauf-Erkrankungen und Krebs. Die Entstehung von Leukämie und Lymphomen sowie Arthrose, eine beschleunigte sexuelle Entwicklung bei Kindern und das Risiko, sich mit einem bovinen Leukämie-Virus zu infizieren oder an juvenilem Diabetes (Diabetes Typ 1) zu erkranken, werden ebenso mit dem Konsum von Milch und Fleisch in Zusammenhang gebracht.

Toxikologen weisen auf eine Vielzahl gesundheitlicher Probleme hin, die von der kommerziellen Viehzucht, durch den Missbrauch von Antibiotika und Hormonen, verursacht werden, wie: z. B. eine übermäßige Zufuhr von Östrogen, das Brust- und Eierstockkrebs auslösen kann sowie mit Arteriosklerose und Herzerkrankungen (Erschöpfung der Vitamin-C-Vorräte) in Verbindung gebracht wird. Fleisch- und Milchprodukte führen zu einer Einschwemmung von Eiweißtoxinen ins Gewebe. Immunologische Entzündungswerte werden produziert, die zu Schmerzen an bestimmten Gelenken führen. Rheuma, Arteriosklerose, Diabetes und viele andere Zivilisationskrankheiten sind entstanden durch Eiweißüberschuss. Die moderne Ernährung enthält zu viel tierisches Eiweiß, zu viel Industriezucker und zu viel tierisches Fett. Wichtiger und lebensnotwendiger wären Vitamine, Spurenelemente, Ballaststoffe, Mineralstoffe und ungesättigte Fettsäuren.

Kalzium finden wir in reichlicher Menge in Getreide, Gemüse, Samen, Obst und Nüssen. Eiweiß, vor allem in Hülsenfrüchten. Trinken und essen Sie Sojaprodukte, Reismilch und Hafermilch. Wenn Sie allergisch auf Sojaprodukte reagieren, dann sind diese Sojaprodukte meist genetisch verändert.

– Nur in einer kranken (Wirtschafts)Welt ist es möglich, dass Nahrungsmittel verdorben werden, damit die Wirtschaft funktioniert –

Vermeiden Sie den harten, salzigen Schnittkäse. Diese Konzentration von gehärtetem Fett und Salz setzt sich in und an Organen wie Niere, Leber, Darm, Bauchspeicheldrüse und Gefäßen ab, beeinträchtigt deren Funktion und verursacht schwerwiegende Krankheiten.

Seit Jahren hören wir: „Milch ist gut für unsere Knochen", „Milch macht munter", „Milch ist gesund", u. v. m. Aus wirtschaftlichen Gründen wird die Kuhmilch, über unzählige Werbeslogans, Ärzte und Institutionen, heiliggesprochen, sodass man erkennen kann und muss, dass das Angebot die Nachfrage bei weitem übertrifft. Wie ist das möglich? Noch vor 30 Jahren produzierte die Durchschnittskuh 9000 Liter Milch pro Jahr. Heute produzieren Top-Rinder bis zu 25.000 Liter pro Jahr. Auf speziellen Atemtechniken, Joga oder Meditation beruht dies nicht. Das heutige Tierfutter ist angereichert mit Klärschlamm, Wachstumshormonen, Steroiden, Antibiotika, menschlichen Exkrementen, Kadaverrückständen und Medikamenten, die über das Tierfutter entsorgt werden.

Wenn wir sind, was wir essen, dann geht die Menschheit mit Riesenschritten ihrer Rückentwicklung entgegen.

Gluten/Kleber

Gluten ist der in Salzwasser unlösliche Teil des Proteins des Getreides. Gluten macht ca. 80 % des Gesamteiweißes in Weizen aus und besteht aus den beiden Proteinen Gliadin und Glutenin. In Verbindung mit Wasser bildet sich sogenanntes Klebereiweiß, welches das Teiggerüst bei Brot, Kuchen und Gebäcken bildet. Nur aus Mehlen mit Gluten kann Brot als Laibform gebacken werden. Die Menge an Gluten ist für die Backfähigkeit (Gashaltefähigkeit) von Weizenmehlen ausschlaggebend und sorgt somit dafür, dass Brot und Gebäck aufgehen kann. Das geronnene Klebergerüst sorgt dafür, dass das Gebäck seine Form behält.

Gluten ist ein Getreideprotein, das Gefäße und Blut verstopft, die Kapillaren verkleistert, oft die Gründe für Bluthochdruck. Das Gluten verklebt mehr und mehr feinste Blutgefäße. Zu einer physikalischen Erhöhung des Blutdrucks kommt es, wenn eine Versorgung mit Sauerstoff und Nährstoffen mittels der großen roten Blutkörperchen (Erythrozyten) zu den mikrofeinen Kapillargefäßen nicht mehr oder schwer möglich ist. Wenn dann blutdrucksenkende Mittel eingesetzt werden, führt das zu einer Minderdurchblutung der Extremitäten. Das kann zu kalten Händen und Füßen, aber auch zu Impotenz führen. Auch wird die Dünndarmschleimhaut geschädigt, sodass keine normale Verdauung mehr möglich ist. Bei Menschen die an Psoriasis (Schuppenflechte) leiden, können sich glutenhaltige Nahrungsmittel negativ auf ihre Erkrankung auswirken.

Gluten ist, ebenso wie das Kasein, schwer verdaulich;

die zurückbleibenden unverdauten Peptide können im menschlichen Gehirn eine opioidartige Wirkung entfalten. Die Folgen können sein: Antriebslosigkeit, Müdigkeit, Depression, krankhafte Abneigung gegen soziale Kontakte, verminderte Schmerzempfindung, allgemein verarmtes Gefühlsleben, chronische Verstopfung u. v. m. Auch bei Autismus (Kontaktunfähigkeit) kann dieser Effekt als eine mögliche Ursache zu sehen sein.

Hinweise für eine vorliegende Glutenunverträglichkeit können Blähungen, Übelkeit, Bauchschmerzen, Appetitlosigkeit, Durchfall und o. g. Symptome sein.

Gluten ist auch in unzähligen anderen Produkten enthalten, die aus Getreide hergestellt werden. Viele Bindemittel, Stabilisatoren oder Emulgatoren enthalten Gluten, was auf diesen Lebensmitteln (Süßigkeiten, Backwaren, Wurst u. v. m.) nicht immer angegeben wird.

Gluten ist enthalten in:
Weizen, Roggen, Gerste, Dinkel, Grünkern, Emmer, Einkorn und Kamut.

Glutenfrei sind:
Quinoa, Amarant, Mais, Reis, Hirse, Soja, der sogenannte Wildreis, Buchweizen, Bio-Kartoffeln, Gemüse, Obst, Hülsenfrüchte, Natur-Käsesorten, Sesam, Mohn, Leinsamen, Nüsse, Mandeln, Samen und Hafer.

Verzichten Sie konsequent auf Brot, Brötchen, Torten, Kuchen, Kekse, Wurst, Fleisch, Milchprodukte (Käse, Joghurt, Quark, Speiseeis etc.), Limonaden, Schokolade usw. Sie werden Bauklötze staunen, was Ihr Körper dazu sagt!

Ernähren Sie sich von naturbelassenem Gemüse und Getreide; es enthält Ballaststoffe (Zahnbürste des Darmes), Eiweiße (sechs bis acht essenzielle Aminosäuren), Vitamine und Mineralien.

Auszug:

Vitamin C, B2, B12, B6, D, E, K, H, Pantothensäure, Nikotinsäureamid, Inosit, Folsäure, Phosphor, Eisen, Magnesium, Kalzium, Kalium, Kieselsäure, Kupfer, Chrom, Zink, Zinn, Mangan, Selen, Nervenvitamin B1, Isoflavone, Lycopin, Resveratrol, Polyphenole …!

Profitieren Sie von der Welt der pflanzlichen Möglichkeiten für Ihre Gesundheit, für Ihre natürliche Vorsorge. Nutzen Sie die Kraft der Natur für ein langes, gesundes und erfolgreiches Leben!

Getreide ist die Nahrungsgrundlage und der Lebensspeicher des Menschen:

Naturreis (nicht poliert und geschält), Hirse (enthält die größte Menge an Eisen, fördert sehr stark die Einlagerung von Kalk), Hafer (gut für Genesende, weil sehr stärkend und heilend), Dinkel, Amarant, Quinoa, Gerste (löst Fett im Körper auf), Buchweizen (enthält Vitamin B17, krebshemmend).

Gemüse ist von der Natur ebenso voll gestopft mit allem Lebenden, das der Körper dringend benötigt, wie das Getreide. Gemüse sollten Sie öfter roh essen, dadurch zerstören Sie nicht die wertvollen Inhaltstoffe, z. B. die lebensnotwendigen Enzyme.

Ein verantwortungsbewusster Mensch (ich benutze ungern das Wort Patient, wenn es sich nicht um einen

Menschen mit einer klinischen Erkrankung handelt; ein Mensch, der sich bei einem Arzt Rat und Informationen einholt, ist kein kranker Mensch, sondern ein gesunder Mensch, der gesund bleiben oder selbst dazu beitragen will zu gesunden) würde immer Nahrungsmittel meiden, die den Körper schädigen, wenn er die entsprechenden Informationen erhielte.

Wenn ein umfangreicher, motivierter und ehrlicher Informationsaustausch zwischen Arzt und Patient besteht und funktioniert, können viele Leiden und Qualen vermieden werden.

Die Balance des Körpers

Mit der Nahrung, die wir uns tagtäglich – sinnvoll oder sinnlos – zuführen, entscheiden wir über Harmonie oder Disharmonie, über Wohlsein oder Unwohlsein, über Gesundheit oder Krankheit, ganz allein, jeder für sich selbst. Eine gesunde und ausgewogene Ernährung ist die beste und wertvollste Entscheidung Ihres Lebens.

Es gibt viele Theorien über Ernährung, ob fettreich oder fettarm, eiweißreich oder eiweißarm, kohlenhydratreich oder kohlenhydratarm. Jegliche Extreme in der Ernährung können verheerende Auswirkungen auf unsere Gesundheit haben.

Nur eine gut ausgewogene Ernährung kann unseren Organismus in Balance halten, da unser Körper auf der Basis sich ausgleichender Gegensätze funktioniert.

Die fernöstliche Medizin nennt dieses Prinzip „Yin und Yang". In der westlichen Medizin nennt man die paarweise auftretenden Gegenspieler in unserem Körper: Insulin – Glukagon, Serotonin – Dopamin, Sympathikus – Parasympathikus, Säure – Basen u. v. m. Befinden sich diese Regulationspaare im Gleichgewicht, fühlen wir uns wohl, sind wir in Harmonie. In asiatischen Ländern sagt man nicht: Der Mensch ist gesund oder krank, sondern: Er befindet sich in Harmonie oder Disharmonie.

Das Hormonsystem ist das stärkste Regulativ in unserem Organismus. Aus zwei Hormonen bildet sich ein Paar mit entgegengesetzten Wirkungsweisen. Hormone bestimmen unsere Handlungen, Gedanken, Entscheidungen, Gefühle und jegliche Körperfunktion.

Größere Schwankungen im Hormonhaushalt können der Auslöser für viele Erkrankungen sein. Mit unserer Ernährung können wir Hormonschwankungen gezielt ausbalancieren. Man geht dagegen ein hohes Risiko ein, wenn auf dem allopathischen Weg (Heilverfahren, das Krankheiten mit entgegengesetzt wirkenden Mitteln zu behandeln sucht) mit Cortison (das wirksamste Medikament aus der allopathischen Medizin ist das Cortison) in den komplexen Hormonhaushalt eingegriffen wird. Dadurch können gravierende, irreparable Schäden an der Gesundheit des Menschen, hervorgerufen werden.

Wie setzt sich eine ausgewogene Ernährung zusammen?

Proteine:
Die kleinsten, aber wichtigen Bauteile des Proteins sind die Aminosäuren. Wenn wir verstehen lernen, wie unser Körper mit Aminosäuren, nicht mit Eiweiß, umgehen kann, werden wir auch verstehen, warum die für den überwiegenden Teil der Bevölkerung wichtigsten Eiweißlieferanten, wie Rinder, Schafe und Hühner, ihr Eiweiß aus der Pflanzenwelt beziehen und wie sie damit noch einen großen Aminosäurenvorrat anlegen können.

Immunsystem, Hormone, Enzyme, alle Körperzellen, Bindegewebe, Organe, Muskeln bestehen zum größten Teil aus Aminosäuren. Der Körper verfügt über einen ständig zirkulierenden Vorrat an Aminosäuren im Blut und im Lymphsystem. Überdies sind unsere Leber und die Körperzellen imstande, Aminosäuren zu lagern. Wer auf eine ausgewogene Ernährung achtet, wird immer auf einen ausreichenden, übervollen Aminosäurevorrat verfügen. Dem Körper steht demzufolge eine adäquate Eiweißmenge zur Verfügung, die auf den individuellen Bedarf jedes Menschen abgestimmt ist. Es ist daher ausreichend und vernünftig, Eiweiß / essenzielle Aminosäuren und die Vitamine des B-Komplexes in kleineren Mengen über Gemüse, Getreide, Hülsenfrüchte, fettarmen Natur-Käse, Eier, fettreichen Fisch (Lachs, Thunfisch, Makrele, Sardine, Hering etc.), Tempeh, Miso, fermentierte Sojabohne (ohne Phytoöstrogene) aufzunehmen.

– Protein-/Eiweißmangel erkennt man an: Hormonstörungen, Infektionen, Dysfunktion einzelner oder mehrerer Organe, welker Haut, brüchigen Nägeln und Haaren.

– Protein-/Eiweißüberschuss hat fatalere Folgen, beschrieben im Kapitel „Fleischeslust".

Außer der Bereitstellung von Aminosäuren hat Protein auch Auswirkungen auf den Hormonhaushalt. Es regt die Ausschüttung des Hormons Glukagon an, was eine übermäßige Insulinproduktion dämpft, die gespeicherten Kohlenhydrate und Speicherfette aus den Körperzellen mobilisiert und sie der Verbrennung und Energiegewinnung, dem Blutkreislauf zuführt. Somit hat das Protein auch die Funktion, die Glukagon-Insulin-Balance zu halten und Übergewicht zu vermeiden.

Kohlenhydrate:
Kohlenhydrate bewirken alle eine Anhebung des Blutzuckerspiegels, demzufolge eine mehr oder weniger erhöhte Ausschüttung des Hormons Insulin.

Kohlenhydrate werden in drei Kategorien von Zucker eingeteilt:
- Glucose – chem. Traubenzucker,
- Fructose – Fruchtzucker,
- Galactose – Milchzucker.

Glucose ist die einzige Zuckerform, die ohne Umweg über die Leber auf einem sehr schnellen und direkten Weg im Blut landet.

Fructose und Galactose müssen erst in der Leber in Glucose umgewandelt werden, daher treten sie langsam in den Blutkreislauf ein.

Blutzuckerindex nennt man diese Aufnahmegeschwindigkeiten von Kohlenhydraten in den Blutkreislauf. Er wird bestimmt durch die Struktur der Glucose und dem Fett- und Ballaststoffanteil im jeweiligen Kohlenhydrat. Hoher Fettgehalt und ballaststoffreich bedeutet eine langsame Aufnahme ins Blut = niedriger Blutzuckerindex = kein erhöhter Blutzuckerspiegel = geringe Produktion und Ausschüttung des Bauchspeicheldrüsenhormons Insulin.

Kohlenhydrate haben alle einen pflanzlichen Ursprung.

- Kohlenhydrate mit einem niedrigen Blutzuckerindex (hypoglykämisch):
Gemüse, Obst (Apfel, Aprikose, Ananas, Birne, Feige, Netzmelone, Kirsche, Kiwi, Orange, Pfirsich, Pflaume), Trockenobst (nur in kleinen Mengen), Beeren, Salate und Kräuter.

- Kohlenhydrate mit einem hohen Blutzuckerindex (hyperglykämisch):

Getreideprodukte, Kartoffelprodukte, Banane, Trockenfrüchte (Aprikose, Mango, Papaya, Rosinen), Süßungsmittel, Süßigkeiten, gesüßte Getränke und Alkohol, Hülsenfrüchte zählen zu den Proteinen und Kohlenhydraten.

Hauptsächlich wird der Insulinspiegel über die Menge der Kohlenhydrate stimuliert und freigesetzt. Deshalb kann die Auswahl der Kohlenhydrate bedeutend für Ihre Gesundheit sein.

Mit einer ausgewogenen Ernährung lässt sich Übergewicht leicht vermeiden = die Balance von Glukagon und Insulin herstellen = die Balance von Eiweißen und Kohlenhydraten, in jeder Mahlzeit beachten, das heißt auch, hyperglykämische Lebensmittel minimieren.

Essen Sie vielleicht ein kleines Stück Natur-Käse nach der Mahlzeit, oder schauen Sie sich ein paar Essgewohnheiten der mediterranen Küche ab:

Ein Stück Brot = **Kohlenhydrate**, Käse, Fisch oder Fleisch = **Eiweiß**, Salat mit guten hoch ungesättigten Fettsäuren = **Fett**, fertig ist die gut ausgewogene Mahlzeit.

Ein ständig erhöhter Insulinspiegel ist Gift für Blutgefäße und Nerven, schafft Übergewicht, Herzkrankheiten, führt zu einer Erschöpfung der Bauchspeicheldrüse und Diabetes. Aber nicht nur ein erhöhter Blutzucker führt zu Nervenschädigung, auch ein Mangel an Glucose im Gehirn. Unser Gehirn lebt von Glucose, es verbraucht

25 % des Blutzuckers; deshalb spürt man eine Unterzuckerung im Blut ganz schnell an der Gehirnleistung, Müdigkeit, Aufnahme- und Wiedergabeunfähigkeit und Konzentrationsschwäche. Deshalb ist es ganz wichtig, den Blutzuckerspiegel konstant zu halten, mit niedrigglykämischen Lebensmitteln. Ein gänzlicher Verzicht auf Kohlenhydrate, wie es uns viele Diäten und Frauenzeitschriften einreden wollen, ist lebensgefährlich.

Den Insulinspiegel beeinflussen noch andere Faktoren: die Balance der Neurotransmitter Serotonin – Dopamin. Bei einem erhöhten Dopaminspiegel nimmt die Insulinreaktion ab, bei einem erhöhten Serotoninspiegel ist das Gegenteil der Fall. Menschen mit verminderter Dopaminausschüttung sollten sich ganz besonders mit niedrigglykämischen Lebensmitteln ernähren, um einen konstanten Blutzuckerspiegel halten zu können.

Fette:
Fette sind neben Kohlenhydraten und Eiweiß ein Hauptbestandteil der Nahrung und Träger für fettlösliche Vitamine, Vitamin A, D, E, K, und essenzielle Fettsäuren. Unser Organismus kann diese Vitamine nur mithilfe von Fetten verwerten. Fette sind auch optimale Träger von Geschmacks- und Aromastoffen.

Es gibt pflanzliche und tierische Fette. Die meisten tierischen Fette sind für den Organismus schwer zu verdauen und richten großen Schaden an. Die hochungesättigten Fette, Leinöl, Sonnenblumenöl und Fischöl, hingegen sind für den Menschen sehr gesund und spielen eine sehr wichtige Rolle in Verbindung mit Eiweiß, bei der Zellatmung bzw. Krebsvorsorge und Heilung. Hochungesättigte Fettsäuren sind für die Lebensfunktion des Menschen von größter Bedeutung. Sie sind die alle Lebenserscheinungen (Lebensfunktionen, Zellwachstum etc., Aufnahme von Sonnenenergie) beherrschenden Substanzen. Kein Vitamin, Mineralstoff usw. kann uns vor Krankheit schützen oder diese heilen, wenn unser Körper mit hochungesättigten, langkettigen Omega-3-Fettsäuren unterversorgt und durch falsche Fette geschädigt ist.

Fett ist nicht gleich Fett.
- Gesättigte Fettsäuren sind auch bei Zimmertemperatur fest (Butter, Margarine).
- Einfach ungesättigte Fettsäuren verfestigen sich im Kühlschrank (Olivenöl, Rapsöl, Mandelöl, Oliven, Avocados, Mandeln, Haselnüsse).
- Mehrfach ungesättigte Fettsäuren bleiben immer flüssig, auch im Kühlschrank (Leinöl, Hanföl, Walnussöl, Weizenkeimöl, Distelöl, Sonnenblumenöl, Kürbiskernöl, Traubenkernöl, Sojaöl; auch enthalten in: Leinsamen, Thunfisch, Makrele, Sardine, Hering, Lachs).

Neben den sichtbaren Fetten gibt es auch diese (gesättigten, schädlichen) Fette, die uns in Wurst, Käse, Kuchen, Schokolade, Torten, Fertiggerichten, allen industriell bearbeiteten, veränderten und chemisch hergestellten Nahrungsmitteln untergeschoben werden.

Es ist sehr wichtig, dass Sie nur kalt gepresste Öle verwenden!

Industriell verarbeitete Fette, die alle mit überhitztem Wasserdampf behandelt werden, sind höchst schädlich für den Stoffwechsel der Fette und wirken mit Eiweiß als Radikale. Diese toxischen Öle stellen höchstes Gift für den Menschen dar. Alle gehärteten, hoch erhitzten Fette müssen vermieden werden. Durch ihre Haltbarkeit nutzen sie nur der Lebensmittelindustrie, für uns Menschen sind sie sehr gesundheitsschädlich.

Kohlenhydrate, Eiweiße und **Fette** sollten bei jeder Mahlzeit im Verhältnis zueinander ausgewogen sein. Alles andere ist eine Belastung für den Stoffwechsel und endet zwangsläufig in Erkrankungen (ständiges Auf und Ab und ein ständig erhöhter Blutzuckerspiegel, Insulinsekretion resultieren in vielfachen Folgekrankheiten), Übergewicht und anaerobem Leben.

Jeder Nährstoff ist einzigartig, aber nur in Verbindung mit anderen Makronährstoffen kann unser Organismus funktionieren, ist er in Harmonie, sind wir gesund.

Säuren und Basen:
Säuren und Basen haben einen wesentlichen Einfluss auf unser vegetatives Nervensystem und somit auf zwei gegensätzlich sich ergänzende und kontrollierende Systeme, wie Sympathikus und Parasympathikus.

Sind Säuren und Basen ausgeglichen, sind wir es auch.

– Eigenschaften des Sympathikus: anregend, beschleunigter Herzschlag und Atmung, erhöhter Blutdruck, setzt Stresshormone frei, …

- Eigenschaften des Parasympathikus: beruhigend, verlangsamt Herzschlag und Atmung, senkt den Blutdruck, wirkt fördernd auf das Thymussekret Cholin, …

Eine erhöhte Säurezufuhr wirkt sich stimulierend auf den Sympathikus aus. Ist der Säureanteil höher, sind wir sauer: Beim kleinsten Auslöser kommt es zu Erregungszuständen, z. B.:
- psychisch: Die kleinste Bemerkung führt zu Streit, Reizbarkeit, schlechtem Schlaf, Antriebsschwäche, Konzentrationsschwäche, Gedächtnisschwäche, Müdigkeit, wir fühlen uns depressiv, missgelaunt, bedrückt u. v. m.
- physisch: Die kleinsten, harmlosesten Pollen führen zu Allergie, Sodbrennen, Verstopfung, Zahnschäden, Mundgeruch, Kopfschmerzen, Muskelverspannung, Haarausfall, Blutzucker, die Verdauung ist gehemmt, Körpertemperatur und Infektanfälligkeit sind erhöht u. v. m.

Eine Übersäuerung des Körpers ist eine der Hauptursachen für stoffwechselbedingte Erkrankungen.

Kohlenhydrate, Eiweiße und Fette produzieren, wenn sie in den Stoffwechsel geraten, anorganische und organische Säuren. Proteine bilden Schwefel- und Phosphorsäure, Kohlenhydrate und Fette bilden Essig- und Milchsäure; alle diese Säuren sind giftig. Wir müssen sie so schnell wie möglich aus dem Körper ausscheiden. Geschähe das über Nieren und Dickdarm, würden diese Organe Schaden nehmen. Erst wenn diese Säuren im

Körper durch Mineralsalze neutralisiert werden, können sie problem- und schadlos ausgeschieden werden.

Die Folge dieser Umwandlung von Säure in neutrale Salze ist eine Verminderung der Konzentration von alkalischen Elementen wie Natrium (Na), Kalzium (Ca), Magnesium (Mg) und Kalium (K) im Blut und somit auch in der extrazellulären Flüssigkeit (Flüssigkeit außerhalb der Zelle). Es ist von größter Wichtigkeit für die Existenz und das einwandfreie Arbeiten der Zellen, dass das Blut und die Zellflüssigkeiten keine großen Abweichungen in Richtung alkalisch oder sauer erfahren.

Wollen wir gesund bleiben, müssen wir unsere Körperflüssigkeiten auf einem pH-Wert von 7,4 halten. Wir müssen die verloren gegangenen Mineralstoffe ersetzen, mittels einer alkalisch-basischen Ernährung. Wir müssen immer ausreichend basenbildende Lebensmittel aufnehmen, um die Körperflüssigkeiten ständig alkalisch zu erhalten!

Ein gesunder Organismus besteht aus 20 % Säuren und 80 % Basen.

Ein saurer Zustand hemmt die Nerventätigkeit. Ein übersäuerter Mensch kann nicht gut denken, entscheiden und demzufolge nicht gut lernen. Befinden wir uns in einem sauren Zustand, erkennen wir das an Müdigkeit, Antriebslosigkeit und Infektanfälligkeit. Nimmt der Säuregehalt im Blut zu, kommen Kopfschmerzen, Migräne, Brust-, Bauch- und Rückenschmerzen hinzu. Auch deponiert unser Körper unweigerlich diese überschüssigen sauren Substanzen in bestimmten Bereichen des Körpers, um in äußerster Notlage das Blut alkalisch zu halten. Setzt sich diese Übersäuerung fort, werden diese Giftmülldeponien immer voller. Zellen sterben ab und verwandeln sich ebenfalls in Säuren. Im Normalfall stirbt eine übersäuerte, vergiftete Zelle ab. Manch andere Zelle passt sich dieser kranken Umgebung an und wird eine abnormale, kranke, bösartige Zelle. Bösartige, kranke Zellen korrespondieren nicht mit den Gehirnfunktionen und auch nicht mit unserem Gedächtnis-Code, deshalb wachsen abnormale, kranke, bösartige Zellen ohne Lebensgesetze und ohne Ordnungen; das ist Krebs.

Mäßigen oder meiden Sie:
Zucker und stark gesüßte Lebensmittel und Getränke, Obstsäfte, Schokolade, Speiseeis, zu oft und zu viele Fleisch- und Fleischprodukte, Alkohol, übermäßigen Sport, Milch und Milchprodukte (Käse, Joghurt, Quark etc.), Brot, Kartoffeln, Auszugsmehl, Toastbrot, saures Obst, Essig und Zitrusfrüchte, industriell hergestellte, bearbeitete und veränderte Getränke und Nahrungsmittel. Meiden Sie auch heiße und zu ausgedehnte Wannenbäder.

Bevorzugen Sie:
Gemüse, Getreide, Pilze, Obst, Bio-Fisch, nicht mehr als ein bis zwei Eier wöchentlich, wenig Käse, ein- bis zweimal wöchentlich 100 bis 150 Gramm mageres Fleisch; überdenken Sie dabei auch Ihren Wurstkonsum. Trinken Sie Wasser ohne Kohlensäure sowie Tee und Getreidekaffee. Da Brot heutzutage fast ausschließlich mit Sauerteig gebacken wird, müssen Sie sehr vorsichtig damit umgehen. Duschen ist gesünder als baden.

Eine kalte Dusche wirkt auf das Blut alkalisch. Beenden Sie Ihr Duschbad immer mit einer kalten Dusche (von unten beginnend im Uhrzeigersinn, zuletzt den Kopf; Menschen mit einem schwachen oder kranken Herzen sollten es langsam angehen).

Wege zur Entsäuerung:
Getreide und Gemüse. Kohl in allen Varianten (Rot-, Weiß-, Grünkohl, Rosenkohl, Brokkoli, Blumenkohl, Sauerkraut etc.) enthält viele Vitamine und basische Mineralien (Kalzium, Magnesium, Kalium u. a.). Rohes Sauerkraut (enthält zehnmal so viel Vitamin C wie eine Orange) ist so ergiebig, da reichen ein bis zwei Gabeln pro Mahlzeit. Frisch gepresste Gemüsesäfte (Karotte, Knollen und Rüben, Gurken, Sellerie, Fenchel, Ingwer) sind ebenfalls ausgezeichnete Vitamin- und Mineralienspender.

Was kann man von Säuren und Basen lernen?
Immer einen Gegensatz zu akzeptieren, wann immer man ihm begegnet, und ihn zur Ergänzung und zur Vervollkommnung im eigenem Leben zu nutzen und anzuwenden!

Zucker

Man kann sagen, es ist das weltweit am meisten verbreitete Gift, das die überwiegende Zahl der Menschen so sehr liebt, das wir uns nur allzu gern einverleiben und das jedes Jahr weltweit Millionen von Todesopfern fordert.

Gift: ... jede beliebige Substanz, die nach Auftragen auf den Körper bzw. nach Zuführen in selbigem Beschwerden oder eine Krankheit tatsächlich hervorruft oder hervorrufen kann.

Der raffinierte Industriezucker sowie alle synthetisch hergestellten Süßstoffe wirken sich sehr negativ auf die Lebensvorgänge im Körper aus.

Ohne den natürlichen Zucker, enthalten in Obst und Gemüse, könnte der Mensch nicht leben. Zucker ist verantwortlich für die Kommunikation zwischen den Körperzellen. Große Zuckermoleküle (Polysaccharide) finden sich auf allen Zelloberflächen; sie dienen dem Antrieb der Zellen, und somit ist Glucose als Energielieferant lebensnotwendig.

Der natürliche Zucker, der in Früchten und Gemüsen enthalten ist, enthält Spurenelemente und Vitamine. Raffinadezucker, auch Saccharose genannt, wird aus Rohrzucker und Zuckerrübenextrakt hergestellt, dem alles Salz, alle Ballaststoffe, Proteine, Vitamine und Mineralien entzogen worden sind. Übrig bleibt eine leere, weiße, kristalline Substanz. Diese fehlenden Nährstoffe aber benötigt der Körper, um die notwendigen Stoffwechselprozesse durchführen zu können; er muss deshalb sowohl Mineralstoffe als auch Vitamine aus seiner gespeicherten Reserve oder aus gleichzeitig aufgenommenen Nahrungsmitteln herausholen. Wie beim Verzehr von raffiniertem Auszugsmehl (Brötchen, Weißbrot, Toastbrot, Kuchen, Kekse, usw.) entsteht ein Verlust an Vitamin-B-Komplex, Kalzium und anderen Mineralien. Die Zähne leiden nicht nur am direkten übermäßigen Zuckerkonsum, sondern auch an der Entkalkung der Zahnsubstanz von innen. Eine große Gefahr für den Körper ist der weiße Industriezucker durch seine extrem säurebildende und schwächende Wirkung. Es ist ein Belagerungszustand giftiger, saurer Substanzen, die den Organismus unentwegt schädigen und bedrohen. Durch diesen ständigen Fabrikzuckerkonsum muss der Körper verstärkt Mineralien, z. B. Kalzium, freisetzen, um das aus dem Gleichgewicht geratene Säuren-Basen-Verhältnis wiederherzustellen. Somit wird Knochen und Zähnen noch mehr Kalzium entzogen, was die Chancen auf Osteoporose erhöht. Eine Übersäuerung baut nicht nur Mineralstoffe im Körper ab, sondern schafft auch günstige Lebensbedingungen für Bakterien.

Auch die psychischen Folgen sind heutzutage nicht zu übersehen: Zerstreutheit, Überempfindlichkeit, Aggression, Gedächtnisschwäche, mangelnde Entschlusskraft und verstärkte Kontaktarmut. All die Kinder, die an einer Mineralienunterversorgung, an ADS (Aufmerksamkeitsdefizitsyndrom) oder ADHS (Aufmerksamkeitsdefizit- und Hyperaktivitätssyndrom) leiden, weil der falsche Zucker dem Körper Mineralien entzieht und die Gehirnfunktion beeinträchtigt, was dazu führt, dass

Kinder hyperaktiv und unausgeglichen sind, Konzentrationsschwierigkeiten haben, in der Schule gewalttätig sind, … Werden wir gewalttätige, unkontrollierte Zuckermonster?

Damit das Gehirn einwandfrei funktionieren kann, benötigt es biosynthetisches Glutamat (Salz der Glutaminsäure), welches in naturbelassenem frischem Obst, rohem Gemüse und Salat enthalten ist. Glutamat wird von den B-Vitaminen aufgespalten; die hierbei entstandenen Verbindungen regulieren die Abläufe im Gehirn. B-Vitamine werden von symbiontischen (Zusammenleben verschiedener Lebewesen zu gegenseitigem Nutzen) Bakterien im Darm hergestellt. Indem wir uns einem erhöhtem Zuckerkonsum aussetzen, werden diese Bakterien von den toxischen Zuckerabfallstoffen abgetötet; das führt dazu, dass die Herstellung von Vitamin B erheblich reduziert ist. Die Folge ist eine Beeinträchtigung der Gehirnfunktion.

Das umfangreiche Spektrum der Symptome bei Erwachsenen reicht von Müdigkeit über die Unfähigkeit, einfache Rechenaufgaben im Kopf zu lösen, bzw. eine Beeinträchtigung des Erinnerungsvermögens, Schwindelgefühle, verstärkte PMS-Symptome (Prämenstruelles Syndrom) bis hin zum zwanghaften Handeln / Triebhaftigkeit.

Jegliche Nahrungsprodukte der Industrie sind Schmarotzer, die den Körper vergiften und ihm alles Lebensnotwendige entziehen.

Fabrikzucker kann zu einer Kupfermangelerscheinung führen, welche die Elastizität der Venen und Arterien beeinträchtigt, was wiederum zu Aneurysmen (Erweiterung der arteriellen Blutgefäße) oder zu einem Herzschlag führen kann. Auch wird durch den übermäßigen Zuckerkonsum die Bauchspeicheldrüsenfunktion nachhaltig beeinträchtigt, was sich nachteilig auf die Enzyme, wie Trypsin und Chymotrypsin, auswirkt, die für einen abschließenden Heilungsprozess im Körper verantwortlich sind, somit die Entwicklung von Tumoren hemmen.

Mögliche Erkrankungen im Zusammenhang mit übermäßigem Zuckerkonsum: Brust-, Eierstock-, Prostata-, Mastdarm- und Dickdarmkrebs, Gallengangskarzinom, Blinddarmentzündung, Morbus Crohn, Colitis ulcerosa, Multipler Sklerose, Parkinson- und Alzheimer-Krankheit.

Auch entgiftet der anspruchsvolle, kultivierte, in einer schnelllebigen, modernen Welt lebende Mensch seinen Körper nicht; somit können sich Saccharose-Stoffwechselprodukte und Zucker, der unvollständig abgebaut worden ist, unentwegt in Form von Fett im Körper ablagern, mithilfe der riesigen Mengen von Insulin.

Die übermäßigen Zuckermengen werden in der Leber in Form von Glykogen abgelagert. Je mehr Zucker dem erschlafften Körper Tag für Tag zugeführt wird, umso mehr belasten wir unsere Leber. Irgendwann entlässt die Leber die Glucose, die sich in ihr aufgestaut hat, in Form von Fettsäure in den Blutkreislauf, welche dann zu Speicherdepots an inaktiven Stellen, wie Bauch, Oberschenkel, Hüften, Brüste und Innenseite der Oberarme, abtransportiert wird. Wenn die Speicherkapazität an den inaktiven Stellen erschöpft ist, wird die überflüssige und in Form von Fett gespeicherte Energie zu den aktiven

Organen transportiert, zu Herz und Nieren. Je mehr Zucker dem Körper zugeführt wird, umso schneller lagert sich dieses Fett ab und beeinträchtigt lebenswichtige Organe bei der Ausübung ihrer Funktionen. Die Folgen können sein: hormonelle Störungen, Müdigkeit, Blutdruckschwankungen, erschöpfte Vitamin-C-Reserven, was eine Bedrohung des Herz-Kreislauf-Systems darstellt, Zellulitis, Krampfadern, kranke Zähne.

Der weiße Fabrikzucker landet in allem, was der Mensch so zu sich nimmt, Tee, Kaffee, Säfte, Limonaden, kohlensäurehaltigen Getränken, Ketchup, Schokoriegel etc. In den Supermärkten von heute gibt es fast kein von der Lebensmittelindustrie mit Konservierungs- und anderen Stoffen industriell behandeltes Nahrungsmittel, dem nicht Saccharose, Aspartam oder Saccharin zugesetzt ist.

Das Problem bei Industriezucker besteht darin, dass es nach Aufnahme in Windeseile in Glucose umgewandelt wird. Plötzliche Glucoseschübe haben eine gewaltige Insulinausschüttung zur Folge (Insulin ist ein Bauchspeicheldrüsen-Hormon, dessen Aufgabe es ist, die Blutzuckerwerte zu regulieren und Fett zu speichern). Als Folge dieser übermäßigen Insulinausschüttung sinkt der Blutzuckerwert mit einem Schlag; es kann ganz schnell zu reduzierten Blutzuckerwerten kommen und der Betroffene bekommt Heißhunger auf noch mehr Süßes. Jetzt wird alles verdrückt, was süß schmeckt; der Blutzuckerwert steigt und zur Regulierung der Glucose werden wieder Mengen an Insulin ausgeschüttet, was wieder zur Folge hat, dass der Blutzuckerwert erneut drastisch sinkt. Aufgrund dieses ständigen Auf und Ab des Blutzuckerspiegels werden die Zellen langsam aber sicher gegen die Insulinmassen resistent; das Ergebnis ist Altersdiabetes. Auch entspricht der Fabrikzucker nicht den Bedürfnissen des Körpers und wird deshalb als Giftstoff über die Nieren ausgeschieden. Diese sinnvolle Entsorgung von Schadstoffen wird in der modernen Schulmedizin als Symptom der Zuckerkrankheit (Diabetes) gedeutet und es wird das genetisch hergestellte Ersatzhormon Insulin verordnet. Wenn dieses Hormon dem Körper künstlich zugeführt wird, entlässt man den Körper aus der Aufgabe, das notwendige Insulin selbst herzustellen. Für eine echte Diabetes-Prophylaxe wäre es sinnvoller, dass dem Körper wieder natürlicher Zucker in Form von frischem Obst zugeführt wird. Der Schlüssel zum Verständnis der Zuckerkrankheit ist der anhaltende Mangel an natürlichem, bioverfügbarem Zucker sowie die Belastung durch Fabrikzucker und künstliche Süßstoffe.

Wenn Sie Ihre Ernährung umstellen auf Getreide, Rohkost, Gemüse, Obst, Nüsse, Hülsenfrüchte & Co., werden Sie keine Lust auf Zucker oder zuckerhaltige Nahrungsmittel verspüren.

Heute ist ein Großteil der Weltbevölkerung zuckersüchtig. Es gibt fast kein industriell verarbeitetes Nahrungsmittel, das keine Saccharose beinhaltet (Wurst, Ketchup, Marmelade usw.). Machen Sie jegliche Form von Raffinadezucker, Schokolade, Süßigkeiten, Kuchen, Gebäck, Schokoriegel zu einem Luxus, den Sie sich ab und zu mal gönnen. Ihr Körper ist imstande, moderate Mengen an Industriezucker zu verstoffwechseln.

Ernähren Sie sich überwiegend von naturbelassenen Nahrungsmitteln. Damit verschonen Sie Ihre Umwelt, verhindern die Massentierhaltung und Tierquälereien und leben ein langes, glückliches, schmerzfreies Leben.

Zucker verleiht uns keine Energie, wie in den Werbesendungen der Zuckerindustrie zu hören und zu sehen ist. Zucker ist kein Lebensstoff für unseren Körper, man kann sich von ihm nicht ernähren. Er bringt uns Krankheit, Elend und Tod.

Um uns ein langes Leben bei bester Gesundheit zu ermöglichen, müssen wir die Flut von Schadstoffen, die den Körper tagtäglich bombardieren, stoppen und die sich bereits im Körper befindlichen Schadstoffe entfernen. Wir sollten nur vollwertige Nahrungsmittel zu uns nehmen, die sauber, frei von Schadstoffen und nahrhaft sind, um im Körper das ideale, leicht basische Umfeld herstellen.

Wir müssen keinen Ökobauernhof haben, um gesund zu leben. Geben wir aber dem Körper wieder die Nahrungsmittel, nach denen er so dringend verlangt, wird er wieder gesunden. Sie werden überrascht sein, wie schnell das geht.

Süßstoffe – chemische Gifte

– Aspartam, E-Nummer: 951

Der Zuckerersatzstoff Aspartam (E951), der in fast allen Light-Produkten, Kaugummi und künstlich gesüßten Nahrungsmitteln und Getränken enthalten ist, ist ein Gift, welches in hohen Konzentrationen tödlich wirken kann. Es verursacht Hirnschäden, Kopfschmerzen, MS-ähnliche Symptome, Epilepsie, Parkinson, Alzheimer, Blindheit, Hirntumore, Demenz und Depressionen und beschädigt unsere Intelligenz.

Mediziner empfehlen solche Mittel heute noch Menschen mit Diabetes und zur Gewichtsreduktion.

Nicht nur gemessen an der Vielzahl der sogenannten Zusatzstoffe für Lebensmittel, sondern auch gemessen am Grad der Zerstörung der menschlichen Gesundheit jedes einzelnen Zusatzstoffes, Farbstoffes, gentechnisch oder anderweitig künstlich erzeugtem LEBENS-Mittels sind wir hier nicht an einem Punkt angelangt, darüber nachzudenken, wie Institutionen, Industriezweige und Supermarktketten sehr nachlässig mit dem Artikel 2.2 im Grundgesetz, „Jeder Mensch hat das Grundrecht auf körperliche Unversehrtheit", umgehen?

Bei einer internationalen Umweltkonferenz wurde berichtet, dass Krankheiten wie Multiple Sklerose und Lupus sich epidemieartig ausbreiten. Einige Spezialisten waren aufgrund ihrer Forschungsergebnisse der Ansicht, dass der stetig steigende Gebrauch des Süßstoffes Aspartam daran schuld sei.

Künstlicher Süßstoff hat schädigenden Einfluss auf die neurologischen Vorgänge des Menschen. Zu den mit Aspartam in Verbindung gebrachten Nebenwirkungen gehören: Multiple Sklerose, Alzheimer-Krankheit, Amyotrophe Lateralsklerose (ALS), Gedächtnisverlust, hormonelle Störungen, Gehörverlust, Epilepsie, Parkinson, Aids, Demenz, Schädigungen des Gehirns sowie neuroendokrine Störungen.

Wird Aspartam über 28,5 Grad erwärmt, was nach Aufnahme im Körper geschieht, wandelt sich der Alkohol in Aspartam zu Formaldehyd und Ameisensäure um. Dies verursacht eine Übersäuerung im Stoffwechsel (Azidose). Die Methanolvergiftung imitiert die Symptome einer multiplen Sklerose. Hierdurch wurden viele Patienten fälschlicherweise auf Multiple Sklerose diagnostiziert, obwohl es sich um eine Methanolvergiftung handelt. Multiple Sklerose ist eine chronisch verlaufende Erkrankung. Methanolbelastung führt zu rasch auftretenden Vergiftungserscheinungen und kann zur Erblindung und zum Tod führen.

Die Krankheit Lupus erythematodes breitet sich vor allem unter Cola- und Pepsi-light-Trinkern aus. Diese Menschen trinken häufig drei bis vier Dosen pro Tag und leiden somit unter einer Methanolvergiftung, welche die Krankheit Lupus auslösen kann. Die wenigsten wissen, dass die Inhaltsstoffe ihres Getränkes letztlich die Ursache der Krankheit sind, und setzen daher ahnungslos die Zufuhr der Giftstoffe fort. Dies kann unter Umständen zu lebensgefährlichen Situationen führen. Würden die Lupus-Kranken die Zufuhr von Aspartam stoppen, würden die Symptome verschwinden, aber die Krankheitsfolgen sind nicht umkehrbar.

Folgende Symptome können Anzeichen einer erhöhten Aspartambelastung sein:

Muskelschmerzen (Fibromyalgie), Krämpfe, einschießende Schmerzen, Gefühllosigkeit in Armen und Beinen, Schwindel, Kopfschmerzen, Ohrensausen, Gelenkschmerzen, Depressionen, Panikattacken, verwaschene Sprache, unscharfes Sehen, Gedächtnisschwund.

Bei der Markteinführung von Aspartam gab es Anhörungen vor dem amerikanischen Kongress. Damals war Aspartam in ca. 100 Produkten zu finden. Auch nach zwei weiteren Anhörungen wurden keine Konsequenzen gezogen. Mittlerweile verwendet man Aspartam in über 5000 Produkten und der Patentschutz ist abgelaufen. Das bedeutet, jeder kann nun Aspartam herstellen und verkaufen. Die Taschen der Industrielobby sind sehr tief! Mittlerweile erblinden Menschen, weil Aspartam in der Augennetzhaut (Retina) zu Formaldehyd umgewandelt wird. Die Giftigkeit von Formaldehyd entspricht der der von Zyanid und Arsen. Beides sind tödliche Gifte. Aspartam verändert den Stoffwechsel der Hirnnervenzellen. Dies führt zu epilepsieähnlichen Erscheinungen. Parkinson-Kranke haben einen verminderten Dopamingehalt, der durch Aspartam zusätzlich gesenkt wird. Aspartam wurde ursprünglich als Mastmittel entwickelt, weil es das Sättigungszentrum im Gehirn außer Funktion setzt. Aspartam ist kein Diätprodukt, sondern es fördert die Fettablagerung. Das Formaldehyd wird in den Fettzellen gespeichert. Aspartam kann für Diabetiker sogar gefährlich werden. Diabetiker mit einem kranken Augenhintergrund (Retinopathie) sollte man nach ihrem Aspartam-Konsum fragen. Häufig ist es nicht der Diabetes, sondern das Aspartam, das den Augenhintergrund schädigt. Aspartam lässt den Blutzucker verrückt spielen, was zur Unterzuckerung und auch zu diabetischem Koma führen kann. Gedächtnisstörungen rühren daher, das Aspartimsäure und Phenylalanin Nervengifte sind. Sie passieren die Blut-Hirn-Schranke und zerstören die Gehirnzellen. Aspartam führt so auch zu einer epidemieartigen Zunahme der Alzheimer-Krankheit. Mittlerweile werden schon 30-Jährige mit der Diagnose Alzheimer ins Pflegeheim überwiesen!

Es gibt 92 dokumentierte Symptome infolge einer Aspartamvergiftung. Die meisten davon sind neurologischer Art, da Aspartam das Nervensystem zerstört. Auch kann Aspartam neurologische Geburtschäden verursachen!

– Saccharin, E-Nummer: 955

Seit den frühen Jahren des vergangenen Jahrhunderts findet Saccharin als Alternative zu Zucker Verwendung. Als Krebserreger bei Tieren wird es seit März 1977 tituliert. In Kanada ist es daher verboten.

Aus den Untersuchungsberichten geht unmissverständlich hervor, dass Saccharin bei Tieren in geringem Umfang Krebs auslöst. Inwieweit der Süßstoff jedoch sein unheilvolles Potenzial im menschlichen Körper entfaltet, ist noch Streitpunkt so mancher Debatte.

In den USA müssen mit Saccharin versetzte Produkte den Hinweis tragen, dass durch die Fütterung von Saccharin in Tierversuchen Krebs ausgelöst wurde.

Aufgrund seiner Eigenschaften kann Saccharin zur Herstellung vieler Produkte eingesetzt werden. Wichtigste Anwendungsgebiete sind Light-Produkte und ohne Zuckerzusatz hergestellte Lebensmittel für Diabetiker. Darüber hinaus wird Saccharin u. a. in Zahnpasten, Limonaden, Erfrischungsgetränken, Desserts, Süßigkeiten und für die Produktion von süßsauren Konserven aus Obst und Gemüse verwendet.

Machen auch Sie einen großen Bogen um diese Produkte!

Geschmacksverstärker – künstliches Glutamat – Gehirnzerstörer

Die umstrittene Substanz Glutamat wird in unzähligen Fertignahrungsprodukten und Würzmitteln als Geschmacksverstärker eingesetzt, obwohl es sich hierbei um einen der schwersten legal zugelassenen Gehirnzellenzerstörer handelt. In Schweden hält man diesen Stoff für so gefährlich, dass er dort als Zusatz zu Nahrungsmitteln seit Langem verboten ist. Die Schweden bezeichnen Glutamat als Gehirnzerstörer!

Geschmacksverstärker sind Substanzen, die mit einem künstlichen, im menschlichen Gehirn zellzerstörenden Stoff ausgestattet sind, chemisch hergestellt werden, um einen Geschmack vorzutäuschen, dessen wahrer Inhalt nicht vorhanden ist, und ein künstliches Hungergefühl im Gehirn simulieren. Der Absatz theoretisch geschmacklich ungenießbarer Produkte wird durch Glutamat erst ermöglicht. Die meisten Menschen wissen, dass Tüten-Spargelcremesuppe ganz hervorragend schmeckt, wenn ihr Glutamat hinzugefügt worden ist. Ohne Zugabe von Glutamat würde man nichts schmecken als salzige Mehlpampe!

Es gibt unterschiedliche, aber nahezu identische Glutamate, wie Natriumglutamat (auch in künstlichen Süßstoffen enthalten), Kaliumglutamat, Kalziumglutamat und die Glutaminsäure.

Neurologisch betrachtet handelt es sich bei Glutamat um ein Rauschgift. Es ist eine Sucht erzeugende

Aminosäureverbindung, die über die Schleimhäute ins Blut eindringt und von dort direkt im Gehirn landet, weil die sehr kleinen Moleküle des Glutamats unsere schützende Blut-–Hirn-Schranke zum Teil problemlos überwinden.

Glutamat macht, im Unterschied zu anderen Rauschmitteln, nicht high, sondern es erzeugt künstlich Appetit, indem es u. a. die Funktion des Stammhirns stört. Das Stammhirn (limbisches System) regelt neben den elementaren Körperfunktionen auch unsere Gefühlswahrnehmungen, daher auch den Hunger. Durch diese Störungen verursacht das Glutamat Schweißausbrüche und Stresswirkungen, wie Magenschmerzen, Bluthochdruck, Herzklopfen und Migräne. Unsere Sinneswahrnehmungen werden deutlich eingeschränkt und unser Lern- und Konzentrationsvermögen wird nachhaltig beeinträchtigt. Bei Allergikern kann Glutamat zu epileptischen Anfällen oder sogar zum Tod durch Atemlähmung führen.

In Tierversuchen führte Glutamat zu schweren Gehirnschäden. Wurde es schwangeren Ratten über die Nahrung in Dosierungen verabreicht, wie sie z. B. in Kartoffelchips oder Fertigsuppen und anderen Fertiggerichten üblich sind, so konnte sich beim Embryo im Mutterleib kein voll funktionsfähiges Nervensystem entwickeln. Die Neugeborenen wären in der Natur nicht überlebensfähig. Auch bei erwachsenen Tieren traten deutliche Gehirnveränderungen auf. Auch die schweren Gehirnschäden nach einem Schlaganfall entstehen nicht dadurch, dass der Sauerstoffmangel sehr viele Gehirnzellen zerstört; die wenigen so zerstörten Gehirnzellen setzen u. a. große Mengen an Glutamat frei, das die eigentliche Hauptzerstörung verursacht.

Die Lebensmittelindustrie nimmt solches in Kauf und hat vermutlich mit großzügigen Geldspenden bewirkt, dass sich aus den wenigen Presse-Negativmeldungen gegen Glutamat kein Skandal entwickeln konnte. Vom Einsatz solcher „Geschmacksverstärker" hängen Milliardenbeträge ab. Würde der Eigengeschmack von Tüten-Spargelcremesuppe plötzlich wahrnehmbar, so würde deren nach salziger Mehlpampe schmeckendes Aroma vermutlich von der Mehrheit der Menschen als ungenießbar empfunden. Ähnlich wie eine halb verweste, von mehreren Autos überfahrene Taube von einem fast Verhungernden ohne Zögern aufgegessen würde, so machen die Geschmacksverstärker die „Essleistung" des Verbrauchers vom Aroma der gekauften Produkte unabhängig, indem diese den Geschmackssinn betäuben und eine physische Sucht hervorrufen.

Alle industriell hergestellten Nahrungsmittel, Getränke, Gewürzmischungen, Fertiggerichten, Suppen, Soßen, Dressings, Panaden und Marinaden, Hackfleischprodukte etc. werden mit diesen gefährlichen Substanzen künstlich angereichert.

Der Geschmacksverstärker Glutamat ist eine Glutaminsäureverbindung, die, wie andere Rauschgifte auch, im Gehirn mit Neurotransmittern verwechselt wird. Gerät solch eine Substanz in den Blutkreislauf, so ergibt sich im Gehirn eine ähnliche Situation, als wenn eine eingeschaltete Computerplatine mit Salzwasser übergossen würde. Überall in den zum jeweiligen Neurotransmitter gehörenden Subsystemen entstehen durch Kurzschlüsse Störimpulse, die die Datenverarbeitung ins Chaos stürzen. Ebenso wie die Kurzschlüsse im nassen Computer Schaltkreise durch Überlastung zerstören, so schießen die von dem unechten Neurotransmitter erzeugten Dauerimpulse im Gehirn unsere Neutronen durch. Um die Dauerdröhnung des Glutamats überleben zu können, baut eine Automatik in den noch unzerstörten Neuronen schließlich die Sensoren für diesen Neurotransmitter ab, damit kein gefährliches Dauersignal mehr entstehen kann. Alles scheint wieder normal zu sein, bis das Nervengift den Körper verlassen hat. Nun fehlen die abgebauten Sensoren, und die normalen Neurotransmitter der angrenzenden Zelle reichen nun nicht mehr aus, ein korrektes Signal zu übertragen. Der Datentransfer ist somit unterbrochen, der Mensch ist süchtig und Gehirnzellen sind zerstört!

Lesen Sie beim Einkauf immer die Inhaltsangabe.
Kaufen Sie nichts mit:

— Glutamat, Geschmacksverstärker oder E-Nummern der 600er-Serie (auch „E605" ist ein Nervengift!)
— Guanylat (wirkt zehnfach stärker als Glutamat, Finger weg!)
— „Würz" beginnend oder enthaltend (Würze, Würzsalz, Würzsoße, Würzstoff, Würzmittel)
— Gewürze sind aromatische Pflanzenteile. „Würze" ist eine beliebige Substanz zur geschmackli-

chen Aufpeppung, normalerweise glutamathaltig. „Würze" kann als Synonym für Geschmacksverstärker stehen, daher muss dieser auf Würzsoßen nicht extra ausgewiesen sein (z. B. pflanzliches Eiweiß, biologisch aufgeschlossen, o. Ä.)

— Kaufen Sie keine Fertignahrung mit uneindeutiger Zusammensetzung (Pizzasoße, mit Salamischeiben, mit Ketchup etc.)

— Essen Sie nie Kartoffelchips, Fertigsuppen und Soßen; sie enthalten Geschmacksverstärker in allerhöchsten Dosierungen

Lassen Sie sich nicht vergiften und Ihre Gesundheit zerstören!

Hätte die Natur uns Menschen mit Sensoren im Mund konstruiert, die uns haarklein den Inhalt und die Zusammensetzung der jeweiligen Nahrung, die wir uns gerade einverleiben, mitteilen, wäre einiges anders: Dann könnten Profithaie in Politik, Gesundheitswesen, Industrie und Landwirtschaft die Menschen nicht legal krank und zu Tode füttern/mästen und dabei noch Milliarden an diesem schmutzigen, grausamen und unverzeihlichen Geschäft verdienen. Mancher würde das Schnitzel, die Bratwurst, das Brötchen, den Kaugummi, das Bonbon, das Eis usw. sofort ausspucken und sich vielleicht vor Ekel, Angst, Wut und Bestürzung übergeben.

Ich lade mir gern Freunde zum gemeinsamen Essen ein. Freunde verbindet Achtung, Vertrauen und dass man freiwillige Verantwortung für den Freund / die Freundin übernimmt. Von allergrößter Wichtigkeit ist mir daher, dass meine Freunde, gesunde, verwertbare Lebensmittel/ Getränke zu sich nehmen. Geschenkt bekomme ich dafür lange Jahre gesunde Freunde, mit denen ich lachen, weinen und diskutieren kann.

Eine gesunde Esskultur, bei der Pflege von Körper und Geist an erster Stelle stehen, sollte wieder mehr an Bedeutung gewinnen.

Würden wir also auf Nahrungsmittel (industriell bearbeitete, veränderte und künstlich hergestellte Nahrungsprodukte) und deren künstlichen Geschmack (chemisch hergestellte Giftstoffe) einer Speise verzichten, würden wir als Ersatz Gesundheit, Glück und Reichtum, Intelligenz und Freude im Übermaß erhalten.

Das wäre ja furchtbar – wir müssten auf kurzweilige Rauschzustände, bewirkt durch Alkohol, Zigaretten, Drogen und Medikamente, täuschende Geschmackseuphorien, manipulierte und irreführende Geruchs-/ Aromavernebelungen, Krankheit, Schmerzen, Siechtum, Armut und Verblödung, verzichten. Die Industrie und Landwirtschaft könnte nicht mehr im Sandkasten der Natur spielen und Luft, Wälder, Felder, Meere, Seen, Flüsse und Bäche verschmutzen, vergiften und zerstören. Die Pharmaindustrie müsste nicht mehr Monat für Monat neue und teure Medikamente entwickeln. Die Krankheits-Gesundheits-Branche in Deutschland müsste nicht mehr 650 Millionen Euro am Tag umsetzen, sie hätte wieder viel mehr Zeit, sich um die Gesundheit der Menschen zu bemühen. Ach, das wäre alles so furchtbar traurig. Die Menschen, Tiere, Pflanzen, unsere Mutter Erde, alle und alles, wären so gesund und glücklich, da wäre ja alles so furchtbar langweilig. Keine Naturkatastrophen, Tierquälereien und „Wir haben kein Geld"-Gejammer im Fernsehen, keine Krankheiten und Arztbesuche mehr, die man im Freundes- und Verwandschaftskreis so richtig schön dramatisieren und zerlegen könnte. In so einer Welt gäbe es keine Angst, Schuldgefühle und überflüssige Gesetze mehr, obendrein noch Freiheit, selbstständig denken und handeln müssen, ach, wie deprimierend das doch wäre, nein, ich will meine Tütensuppe, Paprikachips und meine Cola wiederhaben!

Esshilfen

- Essen Sie nur zwei- bis dreimal am Tag. Wir brauchen nicht 1200 bis 1800 Kilokalorien, uns reichen 200 bis 400 Kilokalorien.
- Essen Sie nicht nach dem Essen! Wenn die Mahlzeit beendet ist und die Verdauung beginnt, sollte man vier Stunden nichts mehr essen und trinken, bis der Körper fertig verdaut hat. Sonst kann die Nahrung wegen der gestörten Verdauung verderben, Magendruck/Magenschmerzen und Blähungen verursachen und schädliche Stoffe ins Blut absondern.
- Nehmen Sie keine Früchte während oder unmittelbar nach einer Mahlzeit zu sich. Mindestens zwei Stunden müssen Sie warten, weil sonst die zuvor aufgenommene Nahrung vergärt, bevor sie verdaut werden konnte. Das belastet die Leber und den Verdauungstrakt.
- Obst nur auf nüchternen Magen essen. Eine Stunde vor einer Mahlzeit und zwei Stunden nach einer Mahlzeit. Wer kein Obst auf nüchternen Magen verträgt, ist krank.
- Trinken Sie Wasser eine halbe Stunde vor einer Mahlzeit und dann erst wieder etwa zwei Stunden nach der Mahlzeit. Trinken Sie nicht während des Essens, damit wird die Produktion von Verdauungs-/Körpersäften gestört.
- Gehen Sie nie mit vollem Magen schlafen! Während des Schlafes verlangsamt sich der Metabolismus drastisch und die Nahrung bleibt länger im

Magen liegen als nötig, wodurch sie verdirbt.

- Falls möglich, nehmen Sie nach 18 oder 18.30 Uhr keine Mahlzeit mehr zu sich, damit die Nahrung vollständig verdaut werden kann, bevor Sie zu Bett gehen.
- Ein Spaziergang nach dem Essen wirkt Wunder. Allerdings sollte man sich mit vollem Magen nicht körperlich anstrengen oder ein Bad nehmen, weil sonst das Blut aus dem Verdauungstrakt abgezogen wird. Das kann die Nahrung giftig machen und im Extremfall einem Infarkt Vorschub leisten.

Körperhygiene

Der menschliche Körper mit all seinen wundervollen Abläufen ist ein Organismus, der unablässig nach Ausgeglichenheit und Wohlbefinden strebt. Das basiert auf der Erkenntnis, dass der Körper fähig ist, sich selbst zu reinigen, zu heilen und gesund zu bleiben. Mit einfachsten, aber wirkungsvollen Mitteln können wir ein hohes Lebensalter bei bester Gesundheit erreichen.

- Im menschlichen Körper sind alle Heilkräfte des Universums enthalten.
- Der Körper ist imstande, sich selbst zu reinigen und zu heilen.
- Die Natur hat immer recht und kann in keiner Weise verbessert werden und trachtet nie danach, sich selbst in die Quere zu kommen.
- Wenn der Mensch krank wird, dann nur, weil er Naturgesetze übertreten hat.

Die natürlichen Verdauungszyklen des Körpers (drei Phasen):

- Mittag bis 20 Uhr: Nahrungsaufnahme und Verdauung (Appropriationsphase)
- 20 Uhr bis 4 Uhr: Resorption und Verarbeitung der Nährstoffe (Assimilationsphase)
- 4 Uhr bis Mittag: Ausscheidung der Abfallprodukte (Eliminierungsphase)

– Appropriationsphase

In der Zeit müssen wir gute Kraftstoffe und Schmierstoffe tanken. Keine wertlose Industrienahrung, sondern Naturprodukte, die alle wichtigen, vom menschlichen Organismus so dringend benötigten Nährstoffe beinhalten, und zwei bis drei Liter, auf den Tag verteilt, kohlensäurefreies Wasser trinken.

– Assimilationsphase

Sie vollzieht sich zum überwiegendem Teil nachts; deshalb ist es ratsam, nach 20 Uhr keine Nahrung aufzunehmen. Wenn wir schlafen, werden der aufgenommenen und verarbeiteten Nahrung Nährstoffe über den Darm entzogen, die der Körper verwerten kann, um mit allen wichtigen Substanzen versorgt zu sein. Gleichzeitig werden Zellen repariert oder ersetzt. Blut und Lymphsystem sorgen dafür, dass Zellgifte und Abfallprodukte in den entsprechenden Sammelstellen (Lymphknoten) deponiert werden und zur allmorgendlichen Entgiftung bereitstehen. Dieser Prozess vollzieht sich, wenn der Körper ruht, sodass das Verdauungssystem in aller Ruhe arbeiten und ungestört seine Aufgabe verrichten kann. Deshalb ist es nicht gut, wenn wir in den späten Abend- bzw. frühen Morgenstunden Nahrung zu uns nehmen.

– Eliminierungsphase

Ab 4 Uhr morgens beginnt die Entgiftung. Alle Gift- und Schadstoffe, unverwertbare Nahrungsreste und sonstiger Hausmüll werden jetzt, wenn wir es denn zulassen, entsorgt, ausgeschieden über Urin und Kot. Ebenso die stoffwechselbedingten Toxine, welche sich im Körper angesammelt haben, über Achseln, Darm, Urin, Drüsen in der Kniekehle und hinter den Ohren, den Lendenbereich, über die Nase, Mund, Ohren und Haut.

In einer Eliminierungs-Notsituation spielt Zeit eine wichtige Rolle, da gefährliche, giftige Substanzen so schnell wie möglich ausgeschieden werden müssen, damit innere Organe und die gesamte Gesundheit nicht in Mitleidenschaft gezogen werden, z. B.: Durchfall, triefende Nase bei einer Erkältung und Erbrechen.

Der moderne Mensch im 21. Jahrhundert respektiert die Eliminierungsphase am wenigsten, weshalb die Weltbevölkerung chronisch übergewichtig ist und deren Gesundheit katastrophale Ausmaße angenommen hat. Unwissentlich verspeisen wir in den Vormittagsstunden schon Rührei mit Speck, Hamburger, belegte Brötchen, Bratwurst, Süßigkeiten etc. und behindern dabei den Körper zu entgiften. Somit verbleiben Unrat und Schadstoffe im Körper und werden an Stellen deponiert (unsere sogenannten Speckröllchen), an denen sie keinen oder wenig gesundheitlichen Schaden anrichten können. Es ist daher ratsam, in den Morgenstunden keine feste Nahrung zu sich zu nehmen, sondern ein großes, schweres Frühstück zu ersetzen durch Kräutertee, Obst (keine Banane) oder Gemüsesaft.

Wenn der Körper mehr Schadstoffe produziert, als er beseitigen kann, kommt es zu einer Störung im Auf- und Abbaustoffwechsel. Diese sauren oder säurebildenden Abfallstoffe werden im Körper gespeichert. Mit Hilfe von im Gewebe gebundenem Wasser und Mineralien, wie Natrium, Magnesium, Bor, Kalzium, Eisen und Kalium, versucht der Körper ein ungefährliches, leicht basisches Umfeld (pH-Wert 7,4) herzustellen. Hierfür werden den Knochen Mineralien wie Kalzium und Bor entnommen, was geschwächte Knochen, schlechte Zähne und den Abbau von Knorpel und Bindegewebe und die Entwicklung von Osteoporose und unterschiedliche Formen von Arthrose zur Folge hat. Durch übermäßigen Verzehr von tierischer, eiweißreicher Nahrung kann der Körper bei seinen Bemühungen um die Aufrechterhaltung eines gesunden basischen Umfelds 90 bis −100 mg Kalzium pro Tag verlieren.

Ein übersäuerter und mit Schadstoffen angereicherter Körper, zeigt sich durch:

— Unwohlsein, Trägheit, Müdigkeit
— Infektionsanfälligkeit, Schnupfen und Grippe
— Magen- und Verdauungsbeschwerden
— ständig bleibender Mundgeruch
— Körperausdünstungen
— schlechte Wundheilung
— starke Rücken- und Gelenkschmerzen
— körperlich-geistigen Verfall
— Schlafprobleme
— Unausgeglichenheit und Aggressivität

Die physiologische Hygiene des Verdauungstraktes

Die Ernährungskultur ist ein sehr wichtiger Aspekt zur Erhaltung der menschlichen Gesundheit, der körperlichen, psychischen wie auch geistigen Gesundheit.

Neben der sehr wichtigen sanitären Hygiene sollte auch ein wichtiger Bestandteil der Medizin die physiologische Hygiene sein, mit deren Einhaltung wir Störungen der physiologischen Funktionen des ganzheitlichen menschlichen Organismus vorbeugen.

Mundhöhle

Ernährungskultur: Ein verantwortungsbewusster, kultivierter Mensch denkt dabei auch an die bewusste Entscheidung für heilkräftige Nahrungsmittel und an die Notwendigkeit, Speisen sorgfältig zu kauen.

Als erstes Verdauungsorgan steht die Mundhöhle, in ihr beginnt der Prozess der Nahrungsverarbeitung; von der Qualität dieser Verarbeitung hängt es in entscheidendem Maße ab, wie effektiv die Verdauung im nächsten Abschnitt sein wird. Ein sorgfältiges langes Kauen begünstigt, in dem basischen Milieu der Mundhöhle, die Umwandlung von Stärke in leicht verdaulichen Zucker, was unter Einwirkung der Speichelenzyme geschieht. Kauen Sie, ohne zu zählen, so oft wie nötig, bis sich die Nahrung in eine flüssige, gleichförmige Masse verwandelt, die nicht die kleinsten harten Stückchen mehr aufweist und die man trinken könnte wie Wasser. Das wird Ihnen nur gelingen, wenn Sie kleine Portionen aufnehmen und sich den Mund nicht voll stopfen; dann nämlich öffnet sich der Schließmuskel zur Speiseröhre durch unwillkürliche Schluckbewegungen und ein Teil der unzerkauten Nahrung gelangt in die Speiseröhre und von dort in den Magen.

Wenn Sie diese erste Essregel beherzigen, werden Sie schnell bemerken, wie sich Ihre Nahrungsmenge verringert, sie dadurch schlanker, ruhiger und ausgeglichener werden.

Auch haben Untersuchungen und Arbeiten von den russischen Physiologen Setschenow und Pawlow gezeigt, dass das Gehirn des Menschen eine entscheidende Rolle in der Organisation des vielstufigen Verarbeitungsprozesses der Nahrung spielt. Das Gehirn arbeitet das Programm der folgerichtigen Aktivierung der unterschiedlichen Verdauungsprozesse aus und legt den Bestand an Enzymen, Hormonen und das Säure-Basen-Verhältnis für die Verdauungssekrete fest. Um ein solches Programm ausarbeiten zu können, muss das Gehirn ausgiebige Informationen über die Zusammensetzung und Struktur der konsumierten Nahrung haben (industriell verarbeitete und hergestellte Nahrung sind Fremdstoffe, die es weder zu- noch einordnen kann). Die erste Informationsquelle, sowohl der Reihenfolge wie der Bedeutung nach, ist der Mund. In ihm befinden sich die Sensoren der Nervenfasern, mit deren Hilfe wir die Nahrung auf ihren Geschmack, ihre Bestandteile, Feuchtigkeit und Festigkeit untersuchen. Alle gesammelten Informationen werden unmittelbar an das Gehirn weitergeleitet, welches auf dieser Informationsgrundlage das Verdauungsprogramm der Organe festlegt.

Speiseröhre

Sie ist für den Transport der Speisen in den Magen zuständig.

Durch ein ungesundes Ernährungsverhalten leidet in erster Linie der untere Bereich der Speiseröhre. Die gestörte Funktion der Speiseröhre kann viele Ursachen haben, wie zu spät und zu viel essen. Wenn durch einen übervollen und/oder übersäuerten Magen die Aktivität des Ringmuskels des Magenmundes, er befindet sich am Übergang von der Speiseröhre zum Magen, beeinträchtigt ist und sich demzufolge nicht mehr vollständig schließen kann, kann dies zu einer Speiseröhrenentzündung führen.

In Miniportionen gegessen, lange gekaut, und Mäßigkeit im Volumen der Mahlzeit schont Magen und Speiseröhre.

Magen-Darm-Trakt

Unser Magen besitzt eine gut entwickelte Muskelwand, die von innen mit Schleimhaut überzogen ist, in der sich die Drüsen befinden, welche die Verdauungssäfte bilden. Mit ihrer Hilfe werden im Magen die in der Nahrung enthaltenen Eiweiße verarbeitet. Bei übermäßiger und falscher Ernährung dehnen sich die Magenwände aus, die Muskeln werden schlaff und die Schleimhaut wird dünner, was zu einer Störung der Drüsenfunktion führt. Das Volumen einer Mahlzeit darf das natürliche Volumen des Magens (250 bis 350 Milliliter) nicht überschreiten. Wenn Sie Ihre Hand zur Faust ballen und in einen ausreichend großen mit Wasser gefüllten Messbecher halten, entspricht die Wassermenge, die von Ihrer Faust verdrängt wird, dem Inhalt Ihres Magens in seinem normalen Zustand.

Am Magenausgang liegt der Magenpförtner, welcher den Magen vom Zwölffingerdarm trennt. In den Zwölffingerdarm münden Gänge, welche ihn mit der Leber und der Bauchspeicheldrüse verbinden. Der Magenpförtner lässt die Nahrung erst aus dem Magen, wenn sie verarbeitet und die Neutralisierung des im Magen umgewandelten Speisebreis abgeschlossen ist. Dies ist sehr wichtig und unumgänglich, damit die Stabilität des basischen Milieus im Zwölffingerdarm beständig bleibt.

Mindestens vier Stunden sollte der Zeitraum zwischen den einzelnen Nahrungsaufnahmen betragen; diese Zeit ist zur vollständigen Verdauung der Nahrung im Magen erforderlich.

Zwölffingerdarm und Vater-Papille

Zur weiteren Verarbeitung der Nahrung kommt es im Zwölffingerdarm durch das hier abgesonderte Darmsekret sowie durch die Gallenflüssigkeit und das Sekret der Bauchspeicheldrüse. Der Bauchspeicheldrüsen- und Gallengang eröffnen sich in der Höhle des Zwölffingerdarms durch die sogenannte Vater-Papille, welche absolut keine Säure verträgt. Wenn durch übermäßiges Essen der Magen überdehnt wird, dadurch der Magenpförtner halb offen steht und der saure Mageninhalt in den Zwölffingerdarm gelangt, kann sich die Vater-Papille entzünden. Der umgekehrte Fall tritt ein, wenn die im Zwölffingerdarm befindliche Gallenflüssigkeit durch den geöffneten Pförtner in den Magen eintritt.

Der Zustand des Magenpförtners hat für unsere Gesundheit eine große Bedeutung!

Dünndarm

Aus dem Zwölffingerdarm gelangt die verarbeitete Nahrung in den Dünndarm, wo in einem kompliziertem Prozess, die in der Nahrung enthaltenen organischen Verbindungen mithilfe der körpereigenen Enzyme aufgespalten und die Nährstoffe resorbiert werden; was der Körper nicht verwerten kann, scheidet er aus.

Dickdarm

Im Dickdarm beginnt das Reich der Bakterien. Diese Bakterien verarbeiten jene Nahrungsfragmente, die im Dünndarm nicht verdaut werden können. Zu diesen Fragmenten gehören die in den pflanzlichen Nahrungsmitteln enthaltenen Nährstofffasern; sie sind die Hauptnahrung der Bakterien. Beim Aufspalten dieser Fasern erzeugen sie essenzielle Aminosäuren und Vitamine, die der Körper dringend braucht, aber nicht selbst herstellen kann.

Wenn der Magenpförtner aufgrund einer falschen Ernährung nicht mehr richtig schließt, gelangt nicht ausreichend verarbeiteter Darminhalt aus dem Dünndarm in den Dickdarm und wirkt sich verheerend auf die dort lebenden Bakterien aus. Mit Einhaltung der vierstündigen Ernährungspause und vernünftigen Portionen und meist pflanzlicher Kost wird dies vermieden. Ein zweiter

Grund, der für die Vernichtung der Darmflora verantwortlich ist, ist die zu schnelle, leichtsinnige Einnahme von Antibiotika und anderen Präparaten mit bakterizider Wirkung und die nicht wiederhergestellte Darmflora.

Die Hygiene des Dickdarms, mit der Schaffung von optimalen Bedingungen für die bakterielle Flora und Fauna, ist von großer Wichtigkeit.

Wenn sich der Mensch mit frischen, naturbelassenen, vitamin- und mineralstoffreichen Nahrungsmitteln pflanzlicher Herkunft ernährt, welche die Eigenschaften des Lebendigen bewahrt haben, benutzt er vollständig den in den Pflanzen vorhandenen Mechanismus der Selbstverdauung.

Etwa alle sieben Jahre erneuert sich der Körper / die Zellen komplett. Diese Aufgabe kann er nur mittels der ihm zugeführten Nährstoffe vollbringen. Helfen Sie Ihrem Körper dabei, mit erstklassigen, natürlichen und überwiegend pflanzlichen LEBENS-Mitteln.

Wir sind keine isolierten Wesen

Lebende Materie stößt bekanntlich totes Gewebe ab. Wenn wir unsere Fehler nicht erkennen und nicht daraus lernen, dass wir ein Ganzes mit der Natur sind, und sie weiterhin bekämpfen, können wir davon ausgehen, dass die lebende Natur unsere geistig abgestorbene Welt abstößt, wenn wir nicht den Weg finden zur geistigen und körperlichen Gesundheit.

Natur: lat. natura = Geburt
Zu allen Zeiten war die Natur Gegenstand der Bewunderung; sie galt als Offenbarung des Göttlichen und erfuhr kulturelle Verehrung, als Ausdruck von Harmonie und Schönheit, als ein Ganzes, mit dem sich der Mensch verbunden fühlte, heute: isoliert, abgesondert, herausgefallen.

Die Natur, die dem Menschen lebensdienlich und zuträglich ist, ist heute für die Menschheit zu einem der größten Probleme geworden, da sie sich durch ihr Handeln, die Ausbeutung und Zerstörung durch Industrie und Wissenschaft, von ihr entzweit hat. Dadurch ist nicht nur die Natur an sich eine Bedrohung der Menschheit geworden, sondern besonders die natürliche Grundlage der menschlichen Existenz ist bedroht.

Unter Natur ist die Notwendigkeit zu verstehen, dass alles in Balance ist und wir jene Naturgesetze beachten müssen, die unsere Existenz bestimmen. Der Mensch steht nicht isoliert zur Natur und umgekehrt. Der Mensch bildet mit der Natur ein Ganzes, das nach den Gesetzen der Natur funktioniert. Der Mensch ist von der Erkenntnis dieser Gesetze noch sehr weit entfernt, weshalb die Entwicklung der Zivilisation einen ungesunden Verlauf genommen hat. Es sind Lebensnormen, verdrehte und bequeme Sichtweisen entstanden, die die Menschheit an den Rand der Selbstvernichtung gebracht haben. Unsere Ignoranz gegenüber den Gesetzmäßigkeiten der Natur, unsere Lebensweise, unsere Gewohnheiten und Laster sind zu unserem zweiten Ich geworden. Die, die nach uns kommen, werden über uns Menschen als Primitive sprechen, die sich selbst vergiftet und ihre Umwelt, ihren Lebensraum zerstört haben; die es nicht verstanden haben, die grenzenlosen Möglichkeiten des menschlichen Organismus, diesen großen Reichtum, welchen die Natur ihnen geschenkt hat, zu nutzen.

Ziemlich deutliche Grenzen hat die Natur für das Überleben des Menschen vorgesehen. Der Mensch wurde mit einem Gehirn ausgestattet, das ihm erlaubte, Grenzen zu erweitern. Der Mensch schuf für sich eine künstliche Lebenssphäre; dadurch zerriss er das Band, welches ihn mit der Natur verbunden hatte. Es entstand eine nicht ungestraft bleibende Illusion, dass ihm alles erlaubt ist.

Ein Organismus, der keine natürlichen Nahrungsmittel mehr kennt und in einer zerstörten Umwelt lebt, wird krank. In willkürlich entstehenden Störungen der inneren Organe suchen wir die Ursachen für unsere Erkrankungen, nicht im Verlust der Harmonie mit der Natur und den daraus folgenden falschen Lebensnormen. Die Selbstregulierung des menschlichen Organismus ist durch eine westliche Medizin, die sich auf eine Erforschung von Details konzentriert hat, zerstört wurden.

Krankheiten werden als Pannen einzelner Organe angesehen. Die Welt wird heute von einer medizinisch-pharmazeutischen Machtstruktur beherrscht. Durch einen automatisierenden, naturfernen, falschen Blick auf die menschlichen Gebrechen wurde ein Glaube geschaffen, dass Aufbau und Funktion jedes einzelnen Organs es erlauben, mithilfe der Synthetisierung einer neuen Arznei das Organ zu reparieren.

Die Seele der Menschen ist krank, durch ein auferlegtes Los behaupteter Schuld. Die Wirtschaft ist krank unter dem Druck der Schulden, geschaffen durch ein illegales Zinssystem. Unsere Körper und unsere Umwelt sind krank, bedingt durch ein Leben lang fortschreitende Vergiftung, Verschlackung und Versauerung. Das Ergebnis ist, in fast allen Ländern der Welt, deutlich zu sehen: zerstörte Landschaften, zerstörte Körper, zerstörte Seelen, zerstörter Intellekt.

Die modernen, oberflächlichen, künstlichen Menschen des 21. Jahrhunderts leben in Losgetrenntheit von der Natur. Die verdrehten, unvollkommenen und falschen Vorstellungen von einem gesunden menschlichen Organismus, in der Erkenntnis des Ganzen, ist mit der Grund für das derzeitige Unheil der Menschheit.

Zurzeit macht es den Eindruck, als ob die Menschheit sich verirrt hat auf eine Vergiftungs- und Versauerungsparty, manipuliert, kontrolliert und belogen von profit- und machthungrigen Institutionen und Industriezweigen. Blind verführt, mit künstlichen Geschmacks- und Imagereizen, zu einer geistig sehr eingeschränkten, Stolz vernichtenden, willen-, wert- und hoffnungslosen, kranken Spaß- und Partygesellschaft geschaffen. Wir

Menschen müssen zurückfinden zu unseren wahren Grundbedürfnissen, zur körperlichen und geistigen Gesundheit, die uns kulturfähig, gesund und schön macht. Weg von der Modenahrung, hin zur Urnaturnahrung, die uns geistig und körperlich gesund hält, Stolz, Selbstvertrauen, Kraft, Mut und Hoffnung gibt. Gesundheit ist unser höchstes, wertvollstes Gut. Finden wir zu ihr zurück, werden wir geistige und seelische Freiheit, Liebe zu uns selbst und unseren Nächsten finden.

Die von uns geschaffene Zivilisation muss in eine Richtung gelenkt werden, die den Menschen der Natur wieder näher bringt. Die Menschheit und die Wissenschaft muss in sich die Kraft finden, diese sehr kritische Phase unserer menschlichen Entwicklung in eine Richtung zu verändern, die die Lebensfähigkeit des Systems Natur – Mensch sichert, sonst ist die Menschheit zum Untergang verurteilt. Es gibt keinen anderen Weg.

Die besten Köpfe der Menschheit treten heute auf vielen Weltkongressen mit ähnlichen Warnungen auf. Beginnen wir mit uns selbst, mit dem Umbau unserer Art zu denken und unseren Gewohnheiten.

Wenn Sie gesund bleiben bzw. werden wollen, müssen Sie sich wieder als Teil der Natur verstehen. Der moderne Mensch von heute, der annimmt, er sei das einzige und intelligenteste Wesen im Makrokosmos, wird dabei auf die allergrößten Schwierigkeiten stoßen, nachdem die gesamte westliche technisch-materielle Zivilisation nicht auf Harmonie mit der Natur aufgebaut ist, sondern auf Konfrontation mit ihr. Versucht aber der Mensch, in Liebe, Toleranz, Demut und Disziplin, Verantwortung und Respekt, sich wieder als die

Gesamtheit des Seins – alles, was existiert, fassbar oder unfassbar – zu betrachten, braucht er keine Kriege, Tod, Krankheit, Schmerzen und Leiden mehr zu fürchten. Ein Individuum wird als solches nicht leben können. Wir müssen uns der Verbundenheit mit allem Lebendigen wieder bewusst werden, denn jeder von uns, ist das Ganze, allein kann nichts überleben. Sie sind nichts ohne die anderen, und die anderen sind nichts ohne Sie. Sie sind nichts ohne die Natur (Pflanze, Tier, Meer, See, Fluss, Bach, Sonne, Mond und Sterne). Wiederum kann die Natur sehr gut ohne den Menschen existieren. Wir sind keine kurzweilig hier lebenden Fremden auf Erden! Sehen Sie sich nicht als isolierten Teil der Natur, sondern in Verbundenheit mit ihr. Mensch und Natur sollten nicht weiterhin in Zwietracht leben! Das eine ist ohne das andere nicht möglich. Werden Sie ein liebevoller, achtsamer, friedlicher Architekt, Schöpfer, Gestalter Ihrer Welt und somit der gesamten Welt.

Handeln und denken Sie immer in guter, liebevoller Absicht. Wünschen Sie sich und allen anderen auf der ganzen Welt nur das Beste und Höchstmögliche. Denken Sie immer daran: Was Sie säen, das werden Sie ernten!

Wenn wir Menschen lernen, unsere äußere Welt ebenso zu lieben, zu achten und zu respektieren wie unsere innere Welt / unseren Körper, werden wir unsere Umgebung nie wieder schlecht behandeln.

In Ihren Händen liegt die Zukunft Ihres Lebens, die Zukunft Ihrer Kinder, Enkel, Urenkel und aller, die Ihnen nahestehen und nach Ihnen kommen. Denken Sie nach und übernehmen Sie wieder Verantwortung für sich und alles um Sie herum.

Energiesystem Körper

Eine große Menge an Energie wendet unser Körper für die Verwertung von Nahrungsmitteln und seiner Entgiftung auf. Man kann ihn sinnvoll unterstützen, indem man ihm Nahrungsmittel zuführt, die große Mengen an Energie im Körper freisetzen. Gemeint ist Obst. Obst belastet den Körper nicht, ist leicht verdaulich, enthält große Mengen an Vitaminen, Enzymen, Mineralien und Ballaststoffen, und außerdem ist Obst ein hervorragender morgendlicher Aminosäurelieferant, um ein perfektes menschliches Eiweiß herzustellen.

Obst wird nicht im Magen, sondern im Darmtrakt verdaut und bahnt sich innerhalb von 30 Minuten seinen Weg durch den Körper. Obst enthält den Einfachzucker Fructose, die Hauptnahrung für unser Gehirn; aber auch alle anderen Funktionsbereiche des Körpers werden dadurch mit reichlich Energie versorgt und aufrechterhalten.

Wenn wir die Eliminierungsphase nicht durch ein üppiges zucker- und fetttriefendes Frühstück unterbrechen, sondern bis Mittag nur Obst und Tee zu uns nehmen, können wir dem Körper bei seinen Entgiftungs- und Reinigungsarbeiten behilflich sein.

Obst ist das perfekte Nahrungsmittel mit allen lebensnotwendigen Nährstoffen.

— Obst sollte immer auf leeren Magen gegessen werden.

– 30 Minuten vor einer Mahlzeit und drei Stunden nach einer Mahlzeit sollte man Obst essen, somit wird die Verdauung nicht unterbrochen und eine Zersetzung und Gärung wird vermieden.

Obst ist der ICE unter den Nahrungsmitteln. Obst will schnell an sein Ziel, den Darm, kommen, damit alle enthaltenen Nährstoffe sofort verwertet werden können.

Essen Sie Obst zusammen mit einer Hauptnahrung (wie wir es durch unsere kulturelle Prägung vermittelt bekommen haben, Obst als Nachtisch zu essen), wird der Obst-ICE unweigerlich mit der Dampflok Schmorbraten kollidieren. Es vermengt sich dadurch die verflüssigte Fruchtsäure mit dem Fleisch und dieser fruchtige Morast im Magen wird langsam aber sicher schlecht. Das im Fleisch enthaltene Eiweiß zersetzt sich, die Kohlenhydrate im Reis beginnen zu gären und schließlich stellen sich Magenschmerzen und Verdauungsprobleme ein.

– Obst nicht als Nachtisch servieren.
– Obst (keine Bananen) zum Frühstück unterstützt die morgendliche Ausscheidung von Schadstoffen.
– Wenn Sie Appetit auf Süßes haben, essen Sie Obst, und schnell haben sich Ihre Blutzuckerwerte normalisiert.
– Nur biologisch angebautes Obst essen, sonst könnten Sie auch einen in einer Giftmülltonne gebadeten Pappkarton essen.

Wenn Sie Obst gezielt und bewusst einsetzen, werden Sie schnell merken, wie Sie zu Kräften kommen, Gewicht verlieren und sich rundum wohl, fit und gesund fühlen.

Obwohl der Apfel ein saures Nahrungsmittel ist, setzt er jedoch basische Abbauprodukte im Körper frei, ist deshalb als ein basisches Nahrungsmittel anzusehen.

Unser Körper benötigt täglich, über den Tag gut verteilt, zwei bis drei Liter fluor- und chlorfreies, nicht kaltes Wasser (warmes Wasser zu trinken ist heilsam, nährend und weniger belastend für den menschlichen Organismus). Kaffee, Tee, kohlensäurehaltige, künstliche, gesüßte Getränke und Alkohol gehören nicht dazu. Wasser ist (über)lebensnotwendig.

Gemüse und Obst verfügen über einen hohen Wasseranteil. Es wäre für Ihre Gesundheit von großem Wert, wenn Sie Ihre Ernährung dahingehend umstellen, dass sie sich vorwiegend aus biologisch angebauten Obst und Gemüsesorten mit einem hohen Wassergehalt zusammensetzt, welche zusätzlich zur täglichen Trinkmenge verzehrt werden. Ein auf diese Weise ernährter Körper ist imstande, seine Aufgaben und Funktionen ausführen und Gesundheit erhalten zu können.

Als Zeichen für eine Unterversorgung mit Wasser und saures Gewebe (Azidose) dient der Urin. Ist er dickflüssig, dunkelgelb und übelriechend (Ammoniak), dann befindet sich der Körper schon in einer akuten Notsituation. Er leidet an einer Wasserunterversorgung und reduziert somit stellenweise seinen Wasserverbrauch. Da Schadstoffe weniger verdünnt werden können, ist die Folge davon eine konzentrierte, dickflüssige Urinlösung. Auch können die Nieren, um den pH-Wert der übersäuerten Ausscheidungen wieder ins basische Lot zu bringen, Ammoniak produzieren.

Der mit Wasser unterversorgte Körper braucht unter Umständen mehrere Wochen, bevor er, mit den richtigen Mengen zugeführten Wassers, wieder so richtig in die Gänge kommt.

Gewährleisten Sie immer, dass Ihr Körper beständig und ausreichend mit Wasser versorgt ist.

Sonnenlicht

Der Weg zur Erkenntnis, zu einer körperlichen und geistigen Gesundheit kann nur über das Bewusstsein erfolgen. Wenn aber der Mensch weiterhin Gewächshausprodukte ohne jegliches Sonnenlicht und von Food-Designern kreierte künstliche, tote Nahrung zu sich nimmt, Kadaver isst, krank machende Milchprodukte schlürft und den Körper mit Säure bildenden Genussmitteln schwächt, wird er körperlich und geistig träge und krank bleiben. Irgendwann wird die Zeit kommen, da Körper und Verstand nicht mehr gesunden können, keine Resonanz mehr zum/mit Leben, sondern nur noch eine Resonanz zu Giftstoffen besteht, die regelmäßig, in Form von Medikamenten, von einem Arzt bezogen werden können. Ein Leben voller Leid, Kummer, unerträglicher Isolation, unsagbaren Schmerzen, menschenunwürdiger Armut und erbärmlicher Abhängigkeit.

Die Natur stellt uns Menschen „lebendige" Nahrungsmittel zur Verfügung, die die Lichtenergie in sich tragen, unsere Lebensenergie (Prana, Qi, Ki, Chi).

Mit künstlicher, toter Nahrung kann der Mensch keine Lebensenergie aufnehmen, ist müde und krank. Solange der zivilisierte Mensch künstliche Ersatzbefriedigungen dem Natürlichen vorzieht, so lange wird die Natur weiterhin vor sich hin sterben, bis sie sich ganz zurückgezogen hat. Übrig bleibt eine ausgetrocknete Steinwüste, vergleichbar, wie es im Inneren der Herzen der verblendeten Menschheit auszusehen scheint, verursacht durch die Raffgier internationaler Multikonzerne und die Akzeptanz durch Institutionen und die schweigende Bevölkerung.

Sauerstoff

Alle Lebensvorgänge brauchen Energie. Sauerstoff enthält selbst zwar keine Energie, ist aber Voraussetzung der Energieentbindung aus Nährstoffen. Der Mensch kann nur den Sauerstoff aus seiner Umgebung nutzen, der wiederum durch Pflanzen erzeugt wird, die im Rahmen der Photosynthese (Energiestoffwechsel) Sauerstoff ausscheiden. Im Ruhezustand verbraucht der menschliche Organismus 250 Milliliter Sauerstoff in der Minute, ca. 15 Liter pro Stunde und ca. 360 Liter pro Tag.

Früher nahm der Mensch Sauerstoff auch mit dem Trinken von Wasser auf. Unserem heutigen Flaschenwasser ist jeglicher Sauerstoff entzogen, weil beim Abfüllvorgang das Wasser künstlich entgast wird, auch damit sich das Kohlendioxid im Wasser leichter löst. Besonders bei stillen Wassern erreicht man durch die Entgasung eine längere Haltbarkeit. Dem Wasser wird Kohlensäure zugesetzt, um es länger haltbar zu machen, und aus psychologischen Gründen. Kohlensäurehaltige Getränke verursachen Bluthochdruck, Übersäuerung und eine Schwächung des Immunsystems.

In Kunststoff abgefülltes Wasser ist gesundheitsschädigend, da die Kohlensäure den Kunststoff durchdringt und viele Bestandteile des Kunststoffes dadurch gelöst werden und somit im Getränk enthalten sind.

Es ist wissenschaftlich erwiesen, dass der Mensch an Sauerstoffarmut leidet, dass diese Notlage/Schieflage des menschlichen Organismus mit verantwortlich ist für fast alle Zivilisationskrankheiten. Auch hier regiert der Profit über Leben und Tod.

Sauberes Wasser?

Sauberes und energiereiches Wasser ist unerlässlich, es zählt wie Nahrung und Sauerstoff zu den Grundvoraussetzungen, ohne die Leben undenkbar ist.

Wasser bewegt sich in einem Kreislauf zwischen Himmel und Erde. Die Wassermenge der Erde bleibt immer konstant. In einem ewigen Zyklus wechseln sich Verdunstung und Niederschlag ab. Wasser ist, nach Sauerstoff, der wichtigste Lebensfaktor für fast alle Lebewesen. Es gibt auf der Erde ca. 83 % Salzwasser, das für Mensch und Tier ungenießbar ist. Im Gestein der Erde sind 15 % Wasser gespeichert. Schnee und Eis bilden 1,5 %, und nur 0,04 % sind für den Menschen als Fluss- und Grundwasser genießbar.

Je nach Alter besteht unser Körper aus ca. 75 % Wasser. Müdigkeit und Kopfschmerzen sind oft Anzeichen von Wassermangel im Körper. Über Haut, Atmung, Urin und Stuhlgang verliert der Körper täglich ca. zwei Liter Wasser. Deshalb ist es sehr wichtig, über den Tag verteilt zwei bis drei Liter Wasser zu trinken. Mit Obst und Gemüse kann man einen halben bis zu einem Liter Wasser auch über die Nahrung aufnehmen.

Menschen, die stark schwitzen, Sport treiben, Fieber oder Durchfall (Diarrhö) haben, scheiden erheblich mehr Wasser aus und müssen diese verlorene Wassermenge umgehend wieder auffüllen. Der Körper kann kein Wasser speichern, Wasser muss immer wieder von Neuem zugeführt werden.

Da Wasser im Körper viele elementare Aufgaben erfüllt, die langfristig bei jedem Lebewesen über Gesundheit oder Krankheit entscheiden, sollte unser Wasser von hoher Qualität sein. Die Qualität unseres Wassers wirkt sich entscheidend auf die weitere Entwicklung der gesamten Menschheit aus.

Leider nimmt die Wasserverschmutzung weltweit zu. Unzählige gesundheitsschädigende Informationen werden im Wasser gespeichert, der Mensch wird damit zunehmend körperlich wie geistig vergiftet. Dies hat gravierende Auswirkungen auf die Gesundheit der gesamten Menschheit, besonders das Nerven- und Hormonsystem mit seiner Vielzahl an Erkrankungen.

All das, was wir essen und trinken, ist Bestandteil unserer Gesundheit. Der Mensch muss aufhören, den falschen Beglaubigungen und trügerischen Versprechungen von der Wirtschaft gelenkter inkonsequenter Politiker und Institutionen zu glauben. Die weltweit gigantisch wachsende Lebensmittelindustrie mit ihren künstlichen, toten, krank machenden Produkten zerstört die Gesundheit der Menschheit, was die überfüllten Wartezimmer der Ärzte und die enorm steigenden Kosten im Gesundheitssystem deutlich zeigen.

Zu Beginn des 19. Jahrhunderts fand man heraus, dass die Übertragung des Cholera-Virus über verunreinigtes Trinkwasser estattfand. Seit dieser Zeit sprach man der Hygiene und einer einwandfreien Trinkwasserversorgung und Abwasserbeseitigung mehr Bedeutung zu. Man legte Wasserleitungen in die Häuser und sorgte somit für sauberes Wasser und eine Abwasserbeseitigung. Die Krankheitsanfälligkeit der Bevölkerung durch Mikroorganismen nahm ab.

Die unterschiedlichsten Verfahren werden zur Entkeimung des Leitungswassers eingesetzt, die alle das gleiche Ziel haben: die Eiweißsubstanzen der Krankheitserreger abzutöten. Die am häufigsten praktizierten Entkeimungsverfahren sind die Chlorierung sowie die Oxidation mit Ozon. Die Nachteile dieser Verfahren sind, dass die abgetöteten Bakterien im Leitungswasser verbleiben und dadurch Unmengen neuer Keime entstehen. Der unwissende Verbraucher trinkt diese krank machenden Keime. Das ist mit eine Ursache, warum Viruskrankheiten wie Herz-, Kreislauf- und Immunkrankheiten (z. B. Aids und Krebs) zunehmen und bakterielle Infektionskrankheiten sich verringern.

– Das Ozon ist eine energiereiche Modifikation des Sauerstoffs mit drei Sauerstoffatomen O_3. Die Ozonschicht hält UV-Strahlen zurück. Ozon spielt eine wichtige Rolle im Wärmehaushalt der Atmosphäre. Eine Verminderung des Ozongehaltes hätte weitreichende Folgen für das Klima und für das gesamte Leben. Reines Ozon ist bei normaler Temperatur gasförmig und in höherer Konzentration deutlich blau gefärbt. Das Ozon besitzt einen typischen, wahrnehmbaren Geruch. Es reizt die Atmungsorgane stark und ist auch in kleinen Konzentrationen hochgiftig.

Ozon ist eines der stärksten Oxidationsmittel. Verwendung findet Ozon zum Bleichen von Fetten, Ölen, Wachsen, Fasern, Papier, Zellstoff und als Desinfektionsmittel (anstelle von Chlor) zur Wasseraufbereitung. In der Medizin als Ozontherapie oder Oxidationstherapie bekannte Verfahren – Erfolge konnten wissenschaftlich nicht bestätigt werden – werden z. T., und zu Recht, von der Schulmedizin abgelehnt.

Durch einen ständigen Druck, der in Wasserleitungen herrscht, wird die ursprüngliche Struktur des Wassermoleküls (gleichschenkliges Dreieck, zwei Wasserstoffatome, ein Sauerstoffatom) zerstört. Wassermoleküle passen mit ihrer Urstruktur wie Puzzleteile ineinander. Sauberes, gut strukturiertes Wasser enthält nicht nur Wasser und Sauerstoff, es liefert unseren Zellen auch Informationen und Lichtenergie.

Das Wasser, das aus unseren Wasserhähnen fließt, ist eine leere, tote, energielose, mit schädlichen Falschinformationen gespeicherte, dreckige, giftige Brühe; keine Zelle kann in diesem giftigen Morast lange überleben.

Das Wasserleitungsnetz wurde aufgebaut aus Materialien wie Eisen, Blei, Asbestzement, Kupfer, Kunststoffen und Metall-Legierungen. All diese Materialien hinterlassen Abriebteile, Schwermetalle, krebserregende Stoffe sowie Korrosionsrückstände im Leitungswasser. Da die meisten Schadstoffe die Eigenschaften geruch-, farb-, geschmacklos haben und wasserlöslich sind, können wir nicht erkennen, dass aus unserem Wasserhahn verschmutztes, energieloses, totes und mit der Zeit krank machendes Wasser fließt.

Zusätzlich wird Leitungswasser noch mit Antibiotika, Hormonen, unzähligen anderen Medikamenten, Pestiziden, Schwermetallen, Fluor und Jod verseucht.

Über 600 Pestizide dürfen in der Landwirtschaft (Weinbau, Zierblumen, Obst und Gemüse) verwendet werden (z. B. Chlorverbindungen = Wachstumsregler, Herbizide = Unkrautvernichtungsmittel, Nematizide = Wurmvernichter, Fungizide = Pilzvernichter, Akarizide = Milbenvernichter, Insektizide, Rodentizide = Gifte gegen Nagetiere, Molluskizide = Schneckenvernichter, Repellentien = Insektenabwehrstoffe usw.). Auf zehn der o. g. 600 Pestizide wird unser Leitungswasser geprüft. Auf Medikamentenrückstände wird unser Leitungswasser überhaupt nicht geprüft, oder eventuell gereinigt. So viele Filter gibt es gar nicht, wie Monat für Monat neue Medikamente hergestellt und auf den Markt geworfen werden.

Schon vor längerer Zeit, stellten Umwelttoxikologen fest, dass durch mit Antibiotika verunreinigtes Wasser die männlichen Wasserorganismen Formen von Verweiblichung annahmen. In der gesamten Nahrungskette, in deren Ende der Mensch steht, fördert dies die Zwitterbildung. Die immer häufiger auftretende Zeugungsunfähigkeit und die Homosexualität können Auswirkungen von Hormonrückständen der Antibabypille und all der anderen Medikamente gegen die Wechseljahrsbeschwerden sein. Auch die in der Tierhaltung verwendeten wachstumsfördernden Hormone gelangen indirekt ins Leitungswasser.

Durch menschliche und tierische Ausscheidungen sowie unsachgemäße Entsorgung gelangen all diese Arzneimittel ins Wasser. Und wie die meisten von uns wissen, speichert Wasser alle Informationen.

Im Auftrag der Pharma- und chemischen Industrie wird eine maßlose Anwendung von chemischen Mitteln in der Landwirtschaft, in der Tierhaltung sowie im

Gesundheitswesen gefördert. All diese Stoffe und deren Wechselwirkungen verursachen die giftige, bewusstseinsverändernde dreckige Brühe, die aus unseren Wasserhähnen fließt.

– Schwermetalle können die Entgiftungsorgane belasten, Stoffwechselabläufe behindern, das Immunsystem schwächen und die Gehirnfunktion beeinträchtigen.
In immer höherer Konzentration finden wir Kadmium in unserer Umwelt (z. B. übermäßiger Kartoffelkonsum). Kadmium verursacht u. a. Nierenkrankheiten und steht im Verdacht, DNS-schädigend und krebserregend zu sein. Es gibt auch heute noch Wasserleitungen mit Bleizusätzen. Demzufolge findet man immer noch Bleirückstände im Leitungswasser. Blei hemmt die Bildung von roten Blutkörperchen (Erythrozyten), Nervenzellen werden geschädigt und Nieren geschwächt. Erhöhte Schwermetallrückstände sind im Gehirngewebe von an Alzheimer erkrankten Menschen nachgewiesen worden. Durch den Trend der tischfertigen aluverpackten Nahrungsmittel hat die Aufnahme von Aluminium aus der Nahrung stark zugenommen. Dies kann zu Nerven- und Leberschädigungen führen.

– Fluor ist ein chemisches Element, farbloses (in dicker Schicht gelb-grünliches) Gas/Halogen mit stechendem Geruch. Fluorsalze nennt man Fluoride, sie befinden sich in sehr geringen Mengen in pflanzlichen und tierischen Organismen. Den höchsten Fluoridgehalt (in Verbindung mit Kalzium) im tierischen Organismus weisen Knochen und Zähne auf. Ein Mangel an Fluoriden weist keine Beschwerden auf, ein Zuviel wirkt giftig auf Pflanzen, Tiere und Menschen.

Fluorid ist ein Industrie-Abfallprodukt und ein biologisch nicht abbaubares Umweltgift. Fluor verändert das Bewusstsein, es narkotisiert und vergiftet Gehirngewebe. Fluorsalze werden oft unter dem Namen Fluorid verwendet, es wird dem öffentlichen Trinkwasser, Zahnpasta, Lebensmitteln u. v. m. zugesetzt.

Die Öffentlichkeit wurde zu der Überzeugung genötigt, dass einzig und allein Fluorid unsere Zähne und Zahnfleisch gesund erhält – von der Industrie gemanagt und von unserer umsichtigen und nur auf unser Wohl bedachten Regierung genehmigt.

Da Fluor ein höchst reaktives, elektronegatives Element ist und in der Natur nicht einatomisch vorkommt, ist der Begriff Fluorid, so wie er oft verwendet wird, irreführend. Es gibt viele mögliche Arten von Fluorid, wie z. B. Natrium-, Blei-, Aluminium-, Kalzium- und Kaliumfluoride etc. Nur die Verbindung, die Fluorid mit einem anderen Element eingegangen ist, ist aussagekräftig, ob oder wie hoch der Grad der Toxizität der jeweiligen Fluoridverbindung ist. Zwei solche Fluorverbindungen, derer sich die Industrie in der öffentlichen Wasserversorgung entledigt, sind u. a. Hexafluorokieselsäure und Natriumsilikofluorid. Beide sind toxische Nebenprodukte der Aluminiumschmelzindustrie und der Phosphatdüngerindustrie; sie sind hochgiftig, wirken gärungshemmend und werden als Pilz- und Schädlingsvernichtungsmittel für Oberflächen, Holzschutz und als Flammschutzmittel genutzt.

Fluorverbindungen finden heute vielseitige Verwendung: in Treibgasen und Kühlmitteln, Pestiziden, Medikamenten (z. B. Kariesprophylaxe und Therapie der Osteoporose), medizinischen Diagnoseverfahren, Zahnpflegemitteln, Körper- und Haushaltspflegemitteln, Nahrungsmitteln, Bearbeitung und Behandlung von Metall, Holz, Glas und der Herstellung von Kunststoffen.

Eine der, für die Industrie, wichtigsten Fluorverbindungen ist der Fluorwasserstoff. Eine stark ätzende (stärker als Salzsäure), stechend riechende, sehr giftige, farblose Flüssigkeit, die bei 19,54 Grad siedet und bei minus 83,1 Grad erstarrt, kommt u. a. in Stahlflaschen in den Handel und wird als Katalysator, als Lösungsmittel, zur Herstellung von Fluorkohlenwasserstoffen u. a. verwendet.

Eine andere, sehr gefährliche, für wen auch immer wichtige oder nützliche Fluorverbindung ist das Natriumfluorid. Natriumfluorid ist ein wirksames Mittel zur Bewusstseinskontrolle. Der größenwahnsinnige Hitler hatte Pläne, Deutschland auszudehnen zu einem Deutsch-, Mittel- und Südamerikanischen Reich; dafür brauchte er ein Mittel, das ganze Länder mut- und willenlos, fügbar und kontrollierbar machte.

Auch ist Natriumfluorid Hauptbestandteil von Rattengift und ein wesentlicher Bestandteil des Nervengases Sarin. Die Pharmaindustrie stellt aus diesem und anderem Industriemüll billige, sinnlose, gesundheitsschädigende, den menschlichen Organismus zerstörende Mixturen = Medikamente her und verkauft diese zu horrenden Preisen. Zahnärzteverbände der ganzen Welt tolerieren, dass diese Substanz der Zahnpasta zugesetzt und diese noch mit z. B. Himbeergeschmack angereichert wird, damit

Kinder sie gern verwenden und auch schon mal gern herunterschlucken. Hier geht es nicht um das Wohl der Kinder und der Menschheit!

Chemischen Unrat billig und ganz legal beseitigen zu können, wissentlich die Menschen ihrer Gesundheit zu berauben, den Widerstand der Bevölkerung zu brechen ist der wirkliche Zweck der Wasserfluorierung und anderer Verwertung solcher Gifte.

Jeder Mensch mit gesundem Geist ist des Kampfes fähig, sich Fremdbestimmungen jeglicher Art zu entziehen. Wiederum genügen kleine Mengen von Fluorid, um den Menschen unterwürfig, ängstlich, mut- und hoffnungslos, depressiv und krank zu machen.

Weltweit gibt es einige Länder, in denen im Auftrag derer, die herrschen und kontrollieren, Gesetze und Richtlinien erlassen werden, die die Unterdrückung und Vergiftung (Beseitigung ganzer Völker) beschleunigen. Wissenschaftliche Forschungsunterlagen und Studien, die das Gegenteil behaupten, werden von Fluoridbefürwortern frisiert, Wissenschaftler gekündigt und mundtot gemacht. Lernmaterial für Studierende im medizinischen Sektor wird von Pharma- und Chemiekonzernen gestaltet. Firmen werden genötigt, die Lüge „Fluor schützt unsere Zähne vor Karies" deutlich auf den Produkten anzubringen. Es wird noch unfassbarer. Einen Vermerk anbringen, ... dass das nötige Fluor auf eine andere Art und Weise zu sich genommen werden sollte ..., müssen in einigen Ländern die Firmen auf ihre Produkte schreiben, die sich weigern, das Gift Fluorid in ihre Zahnpasta und andere Produkte zu mischen. Unterstützt werden diese Maßnahmen von den Gesundheitsämtern der Regierungen dieser Länder.

Fluorid zerstört die Darmflora und lebensnotwendige Enzyme, die für Reaktionsabläufe innerhalb der Zellen notwendig sind. Keine andere chemische Substanz fördert Krebs häufiger und schneller als Fluorid.

Fluorvergiftung
Gesundheitsschädigung durch Aufnahme von Fluor und Fluorverbindungen oder durch Einatmen von deren Dämpfen oder Stäuben (z. B. Haushaltspflege- und Putzmittel).

- Eine akute Fluorvergiftung kann sich äußern in örtliche Reizerscheinungen, z. B. im Magen-Darm-Trakt, Schleimhautverätzung, Übelkeit, blutig-schleimigem Erbrechen und Durchfällen, evtl. tödlicher Ausgang.
- Durch Inhalation: Tränenfluss, Niesen, Husten, Atemnot, Lungenödem, evtl. Tod unter Krämpfen.
- Chronische Fluorvergiftung: Verstopfung, übermäßige Blähungen und andere Magen-Darm-Beschwerden, chronische Furunkel (eitrige Entzündungen) oder Ausschlag, schuppige Haut, ausgetrocknete und aufgerissene Haut zwischen Fingern und Zehen, spröde, leicht brüchige Nägel, Husten, Auswurf, Kurzatmigkeit, Atemnot, Gelenksteifheit, Knochenverhärtung (Osteosklerose), chronisches Fatigue-Syndrom (chronisches Erschöpfungssyndrom), Hautprobleme, Zahnfleischbluten, übermäßige Speichelbildung, Haarausfall, Ödeme in den unteren Extremitäten, psychische

Schwierigkeiten, Zahnschäden (spröde und empfindliche Zähne) = kreidige, weißfleckige Zahnverfärbung (Dentalfluorose), welche im Rahmen der Kariesprophylaxe auftreten können (bei mehr als zwei Milligramm pro Tag), Erkrankungen der Nieren, Krebs.

Die Wasserfluorierung und die Fluoridzugaben in Zahnpasten, Nahrungsmitteln, Getränken usw. ist das größtangelegte Massenmedikationsprogramm in der Geschichte der Menschheit. Das eigentliche ethische Problem, das den Widerstand seit dem Beginn des Zweiten Weltkrieges in der Bevölkerung hervorruft, ist, dass Industrie und Politik dieses Programm ohne Einwilligung und Aufklärung der Bevölkerung durchführen. Es wirft auch die Frage auf, von welchen Motiven Wissenschaftler, Forscher, Ärzte und Zahnärzte geleitet werden und von welchen Interessensgruppen deren Ausbildung geprägt und finanziert wird, welche Werte ihnen vermittelt wurden, dass sie sich eine derart unkritische Meinung zum Thema Fluorid angeeignet haben. Noch besorgniserregender und trauriger ist die Tatsache, dass führende Persönlichkeiten aus dem Medizinsektor und der Regierung, diesen Lügen und Märchen der Industrie, dass die Massenfluorierung eine Prophylaxe für Knochen und Zähne sei, erlegen sind und sich bereit erklären, wissenschaftliche Daten, die das Gegenteil beweisen, zurückzuhalten und die Fluoridanreicherung zu beschönigen.

Jedes Lebewesen, die gesamte Menschheit wird geschädigt, manipuliert und zerstört, wenn sie künstlich Fluorid über Trinkwasser, Lebensmittel, Medikamente, Zahnpasta u. v. m. zu sich nimmt. Keiner wird mehr der Gleiche sein, der er mal war, körperlich und geistig. Umgekehrt: Meidet der Mensch Fluorid, wird er wieder gesunden, körperlich wie geistig, und wird sich wiederfinden.

Das schlechteste Mineralwasser ist immer noch das bessere Leitungswasser, z. B. zur Nahrungsmittelzubereitung, zum Zähneputzen und evtl. zur Körperpflege. Übrigens, wenn Sie ein Haustier haben, dann bieten Sie Ihrem Haustier doch mal eine Schüssel mit Leitungswasser, eine mit Mineralwasser und eine mit einfachem Regenwasser an. Sie werden erstaunt sein, was es trinkt.

Um ein gutes Trink-/Quellwasser zu finden, muss man schon etwas länger suchen. Wer noch einen sicheren Schritt weiter gehen möchte, im Internet gibt es viele Adressen für Wasseraufbereitungsanlagen, ob für den kleinen oder großen Haushalt.

– Chlor ist ein chemisches Element/Halogen, ein gelbgrünes, stechend riechendes Gas. Chlor gehört nach Fluor zu den reaktionsfähigsten Elementen. Es setzt sich mit fast allen Elementen, v. a. mit Metallen, sowie mit anderen Verbindungen bei starker Wärmeentwicklung um. Es wirkt oxidierend, bleicht organische Farbstoffe und tötet Kleinlebewesen. Chlor hat eine starke Reizwirkung auf alle Schleimhäute und führt v. a. zu Schädigung der Atemwege. In der Natur kommt Chlor in großem Umfang in Form von Salzen (Chloriden) vor, die teils in mächtigen Lagerstätten auftreten, teils im Meerwasser gelöst sind, z. B. Natriumchlorid (Steinsalz, Kochsalz).

Verwendung findet Chlor zur Herstellung anorga-

nischer und organischer Chlorverbindungen (Chlor-
fluoride, Chloride, Hypochlorite, Chlorate, Salzsäure,
Phosgen, Vinylchlorid, Chloropren, Insektizide, Lösungsmittel, Zwischenprodukte für Farbstoffe, usw.), zur
Desinfektion von Wasser, als Bleichmittel in der Textil-
industrie (Textilveredlung: Behandlung von Wolle in Bädern spez. Chlorverbindungen, um Filz- und Einlaufnei-
gung herabzusetzen, um die Farbstoffaufnahme und den
Glanz zu erhöhen und zur Verbesserung des Weißgrades),
chemische Industrie (Waschmittel, Kosmetikprodukte),
zum Entzinnen von Weißblech, in Medikamenten (z. B.
Antibiotikum, Behandlung von Leukämie, Lymphomen und Karzinomen, Entfernungsmittel für Warzen
und Hornhaut usw.), Herstellung von Lösungsmitteln,
Wachstumsregler bei Getreide, PflanzenSCHUTZ-
mitteln und Farbstoffen, Chlorverbindung FCKW, als
Treibmittel in Spraydosen, Kältemittel in Klima- und
Kälteanlagen und zum Schäumen von Kunststoffen (diese sind in den USA, Kanada, Schweden und Norwegen
verboten. In Deutschland will die Industrie die Produktion und die Verwendung einschränken).

Chlor ist nicht weniger giftig als Fluor; es verursacht
u. a., Austrocknung der Haut mit Schuppen- und Fal-
tenbildung, Haarausfall, Arteriosklerose, koronare Herzkrankheiten und Gefäßverkalkungen. Chlor in hoher
Konzentration angewendet, in öffentlichen Bädern usw.,
hat eine starke Reizwirkung auf alle Schleimhäute und
führt v. a. zu Schädigungen der Atemwege.

– Jod, chemisch-fachsprachlich Iod, ist ein chemisches
Element/Halogen; es bildet weiche, dunkelgraue, metal-

lisch glänzende Kristalle. Jod ist im Salzwasser der Meere zu finden, deshalb sind Meerwasserfische, Muscheln, Krabben und Meeresalgen die besten Jodlieferanten, oder einfach jodiertes Meersalz. Die Schilddrüse enthält 25 tausendstel Gramm, der Mensch braucht täglich 0,15 Milligramm.

Verwendung finden Jod und Jodverbindungen u. a. zur Herstellung von Farbstoffen, lichtempfindliches Silberjodid für die Fotografie, Katalysatoren, Stabilisatoren, Desinfektionsmittel, Röntgenkontrastmittel, Schilddrüsentherapie.

Jod ist ein unentbehrlicher Bestandteil des tierischen und menschlichen Organismus. Als essenzielles Spurenelement (z. B. Baustein des Schilddrüsenhormons Thyroxin) beträgt der tägliche Bedarf 0,15 Milligramm. Jodmangel löst das endemische Auftreten des Kropfes aus. Nach neuesten Erkenntnissen kann auch eine Herzmuskelschwäche die Folge von Jodmangel sein. Bei diesem Verdacht muss unbedingt ein Arzt befragt werden, denn ein Zuviel an Jod kann die Herzleistung enorm erhöhen, was gefährliche Auswirkungen auf Ihr Herz haben kann. Bei Jodmangelerscheinungen kann auch bedingt ein Mangel an Vitamin C im Blut die Ursache sein. Die sensiblen Schilddrüsenhormone brauchen das Vitamin zum Schutz gegen freie Radikale, sonst sind sie schnell zerstört. Auch zur Produktion ihrer Hormone braucht die Schilddrüse verschiedene Vitamine und Enzyme (frisches Bio-Obst und -Gemüse, Fisch, Geflügel, Leber, Eier, Naturgetreide), Cholin (in Soja) und Mangan (Vollkornprodukte, grüne Blattsalate, Nüsse, Kerne, Samen, Getreide, Eigelb).

Zu hohe Einnahmen von Jod hemmen die Bildung oder Freisetzung von Schilddrüsenhormonen.

Anzeichen bei Jodmangel:
Kropfbildung, Übergewicht, Müdigkeit, geistige Trägheit, Leistungsschwäche, trockenes, brüchiges Haar, Herzklopfen, Pulsjagen, Gliederzittern, Verwirrtheit, Kältegefühle, Arthritis.

Jod wird heute dem Kochsalz, Leitungswasser und vielen Lebensmitteln zugesetzt.

Anzeichen bei Jodüberschuss:
Abmagerung, Ängste, innere Unruhe, Zerstreutheit, Nervosität, Vergesslichkeit, Allergien, Aggressivität, Heißhungerattacken, Hautirritationen, Hitzeempfinden.

Seien Sie wachsamer mit dem, was Sie essen, trinken, womit Sie sich pflegen und Ihren Haushalt putzen. Wenn Sie krank sind, fragen Sie Ihren Arzt, welche Ursache Ihre Krankheit hat und was Sie in Zukunft an Ihrer Lebensweise ändern sollten, um gesund zu werden und zu bleiben. Reden Sie offen über Ihre Ängste und Leiden. Voraussetzung dafür ist natürlich beiderseitiges Vertrauen und Respekt. Sagen Sie Ihrem Arzt, was Sie wollen, aber auch nicht wollen (wenn Sie wissen, was Sie wollen), dann wird Ihr Arzt auch nach entsprechenden Alternativen suchen. Übertragen Sie die alleinige Verantwortung für ihr Leben / Ihre Gesundheit nicht auf Ihren Arzt.

Wird Wasser eine Ware oder bleibt es Allgemeingut?

Politiker streben eine Privatisierung der Wasserversorgung an. Unser wichtigstes Lebensmittel soll der reinen Willkür des Marktes überlassen werden. Dies könnte eine noch schlechtere Wasserqualität und eine mögliche unkontrollierbare, willkürliche Manipulation der Bevölkerung über das Leitungs- und Mineralwasser nach sich ziehen.

Wasser- und Mineralwasserquellen werden heute schon von den Giganten der Lebensmittelindustrie aufgekauft; somit liegt es in deren Händen, über Nahrungsmittelzusätze das Kaufverhalten und das Bewusstsein der Menschheit zu manipulieren.

Die Global Player im Wassergeschäft, RWE, Biwater und Suez-Ondeo, haben jetzt schon die Bereitstellung von Wasser und die Versorgung der Bevölkerung in den Ländern Frankreich, Großbritannien, USA sowie einigen Ländern in Afrika, Lateinamerika und Asien übernommen. Nun geht es nicht mehr nur darum, die Wasserversorgung zu gewährleisten, sondern auch die nötige Rendite für die aktiennotierten Konzerne abzuwerfen. Kommunen übernehmen Ausfallbürgschaften, d. h., dass öffentliche Gelder aufkommen müssen, wenn diese Konzerne ihre Gewinne nicht erzielen. Auch wird so im SPD/Linkspartei-PDS-regierten Berlin verfahren.

In einigen Ländern, wie China, Namibia, Ägypten, Tansania und auf den Philippinen, wurden Prepaid-Systeme installiert, um die Zahlungsdisziplin der Kunden zu erhöhen.

Ein Pilotprojekt der Weltbank, – von deren Krediten Südafrika, so wie fast alle Länder des Südens, abhängig ist –, ist die südafrikanische Wirtschaftsmetropole Johannesburg. Der französische Wassergigant Suez-Ondeo leitet und unterstützt die Vorgaben der Weltbank, um Kostendeckung und Gewinne einzufahren und die Privatisierung zu beschleunigen. Die Wasserpreise sind um ca. 400 % gestiegen.

Diese Praktiken wollen die Machtgiganten weiter fördern.

Die Preise für Wasser steigen und Trinkwasser wird immer knapper.

Seit 30 Jahren hat sich die verfügbare Süßwassermenge weltweit um 40 % verringert. Ursächlich dafür sind die Urbanisierung, Umweltverschmutzung und der immense Wasserverbrauch der industrialisierten Landwirtschaft mit ihren Monokulturen. 2003 haben Frankreich, Portugal und Spanien aufgrund von Niederschlagsausfällen die Wasserversorgung rationiert. In China leiden 400 Städte unter Wasserversorgungsproblemen.

Wir müssen uns die ökologische Frage stellen: „Wer hat das Recht auf Wasser?"

Wir benutzen aufbereitetes, chlorifiziertes, jodiertes, mit Informationsrückständen behaftetes, lebloses Wasser. Rückstände aus Industrie, Landwirtschaft, von Mensch und Tier sind in der gesamten Nahrungskette. Totes, vergiftetes Wasser vernichtet auf Zeit alles Lebendige.

Je mehr Menschen sich um sauberes, gut strukturiertes Wasser bemühen und es in ihr tägliches Leben integrieren, desto stärker wird der Druck auf die Wasserindustrie, gefiltertes, neutralisiertes und energetisiertes Wasser herzustellen und eine demütigere Haltung zum Wasser einzunehmen.

Ebenfalls vermeiden sollten Sie Nahrungsmittel, die mit vergiftetem, totem Wasser hergestellt und/oder ver- und bearbeitet werden (alle industriell bearbeitete, veränderte Nahrung, die auch die Massenproduktion der Landwirtschaft umfasst).

Die Verwendung von nicht mit Industriegiften verschmutztem und belebtem Wasser wertet Nahrungsmittel und andere Produkte auf und es entstehen bessere und neue Absatzchancen und Produktmärkte. Das wäre ein Fortschritt für die gesamte Natur und die Menschheit.

Für die Zukunft des Planeten Erde und die Menschheit brauchen wir dringend ehrliche Unternehmer, Politiker und Ärzte mit edlen Absichten für Mensch und Natur.

Wie Frauen vorsätzlich um ihre Gesundheit betrogen werden

Das weibliche Wesen ist für die Pharmaindustrie eine unendliche Geldquelle: die Pille, Hormone, Implantate, Medikamente, Operationen, medizinische Untersuchungen, Mammographien, Krebstherapien und die vielen nachfolgenden Spezialisten mit ihren unterschiedlichsten diagnostischen Auswertungen, um die Nebenwirkungen der davor verabreichten Medikamente und Operationen zu bekämpfen.

Wenn die in Lohn und Brot stehenden Wissenschaftler der Pharmaindustrie ein neues Mittel in vitro (im Reagenzglas) herstellen, dann wird es meist zuerst an lebenden Tieren, an totem menschlichen Gewebe und dann am lebenden Menschen getestet. Seit 1932 ist bekannt, dass stark erhöhte Östrogenwerte bei Tieren zu vielen Erkrankungen führen, so z. B. Brust- und Gebärmutterkrebs, Eierstockkrebs, Hirnanhangsdrüsenkrebs, Thrombose (Bildung von Blutgerinnseln), Schlaganfall, Herzinfarkt usw. Trotzdem stimmten die Regierungs- und Gesundheitsbehörden der Freigabe und somit dem Verkauf der ersten Antibabypille im Jahre 1960 zu. Nach über 40 Jahren Testlauf an unschuldigen Frauen und geänderter Zusammensetzung der „Pille" (dieselben synthetischen Hormone, Steroidpräparate, werden Frauen in den sogenannten „bösen" Wechseljahren als Hormonersatztherapie verkauft) hat sich die Zahl der Nebenwirkungen nicht verringert oder verändert, wie auch nicht die Werbestrategien der Pharmaindustrie, die uns alle, auch unsere Ärzte, täuschen und in die Irre führen.

Nicht nur die Pharmaindustrie fährt mit der Vermarktung der „Pille" satte Gewinne ein, auch hat die „Pille" den Kliniken mit ihrer Fließband-Hysterektomie (Entfernung der Gebärmutter) einen wirtschaftlichen Aufschwung gebracht.

Die Pharmaindustrie beeinflusst und bedroht schon in sehr jungen Jahren die Gesundheit einer Frau. Sie wirbt mit moderner Lebensqualität, Versprechungen und Bequemlichkeiten, angefangen bei uneingeschränktem Sex, Wegfall der belastenden Monatsregel ohne auch nur die geringsten Konsequenzen für den Körper, über Geburtenkontrolle bis hin zur Schwangerschaftsunterbrechung und dem Ende unserer Angst vor Osteoporose und den Wechseljahren. Unterstützung findet die Pharmaindustrie bei so manchem Ehemann, Freund, Lebenspartner und vielen Elternpaaren, die oftmals, um selbst keine Verantwortung tragen zu müssen, ihre Ehefrauen, Freundinnen, Lebensgefährtinnen und Töchter davon überzeugen, Schwangerschaftsverhütungsmittel zu verwenden, um nicht auf sexuelle Freiheit verzichten zu müssen und an unserer heutigen Spaß- und Partygesellschaft teilhaben zu können.

Die Herstellung und Vermarktung der ersten Antibabypille in den frühen 60er-Jahren hat die Sexualität in sozialer und kultureller Hinsicht von Grund auf und unwiederbringlich verändert.

Werden einer jungen Frau / einem jungen Mädchen die Möglichkeiten einer Schwangerschaftsverhütung aufgezeigt, so ist sie sich der nachhaltigen gesundheitsgefährdenden Risiken und möglichen lebenseinschneidenden, tiefgreifenden Konsequenzen, welche diesen Möglichkeiten zugrunde liegen, nicht bewusst. Ganz naiv denkt sie vielleicht, dass sie so ihren Freund, Lebensgefährten oder Ehemann entlasten kann, selbst auch keine Verantwortung für ihr Sexualverhalten tragen braucht, oder dass sie somit planen kann, wann sie ein Kind bekommt. Dass sie aber durch diese „bequemen Pillchen" ihr Leben ruinieren kann, schwer krank werden und vielleicht nie Kinder bekommen kann, auf diesen Gedanken wird sie niemals kommen, da sie ja ihrem Frauenarzt / ihrer Frauenärztin vertraut.

Dass die Einnahme der Antibabypille den Weg für Erkrankungen ebnet, die zu einem späteren Zeitpunkt die operative Entfernung des Uterus und der Eierstöcke bedingen können, darüber werden junge Frauen vom überwiegenden Teil der Ärzteschaft nicht informiert. Mit dem Beginn der Hormonmedikation wuchs die Pharmaindustrie zu einem der gigantischsten Industriezweige der Welt.

Mit der Entfernung des Uterus (Gebärmutter) befindet sich eine Frau in der „operativen Menopause", deren Behandlung Hormone erforderlich macht. Eine Oophorektomie (Entfernung der Eierstöcke), der medizinische Begriff dafür ist Kastration, erfordert den Einsatz von noch mehr Hormonen.

Die Wechseljahre
Eine Frau bemerkt, dass sie in die Wechseljahre gekommen ist, wenn kein Eisprung mehr stattfindet und infolgedessen ihre Regelblutung ausbleibt.

Die fantastischen Abläufe der weiblichen Fortpflanzungsorgane:

– Östrogene werden v. a. in den Eierstockbläschen (den Graaf'schen Follikeln), dann im Gelbkörper, in der Plazenta (Mutterkuchen, Nachgeburt) und in geringerem Umfang auch in der Nebennierenrinde und im Hoden gebildet. Sie beeinflussen das Wachstum der weiblichen Geschlechtsorgane und sind für die Ausbildung der sekundären Geschlechtsmerkmale der Frau, für Körperbau (Fetteinlagerungen) und Verhalten verantwortlich. Zusammen mit Progesteron bewirken sie die zyklischen Veränderungen an den weiblichen Geschlechtsorganen, den Aufbau und die Abstoßung der Gebärmutterschleimhaut (Menstruationsblutung) und die Vorbereitung der Gebärmutter auf die Einnistung des befruchteten Eies. Außerdem wirken sie auf den Stoffwechsel, den Knochenbau und die Blutgerinnung.

– Progesteron wird v. a. zuerst im jeweiligen Gelbkörper des Eierstocks und in der Plazenta, in geringerem Umfang in der Nebenniere gebildet. Im Zusammenwirken mit Östrogenen beeinflusst es die weiblichen Geschlechtsorgane, bei der Einnistung des befruchteten Eies und der Erhaltung der Schwangerschaft, sowie die Regelung der Körpertemperatur.

Dieses harmonische Zusammenspiel/Wechselwirkung unter den Hormonen, Östrogen und Progesteron geht etwa mit dem 40. Lebensjahr einer Veränderung entgegen. Ärzte und Wissenschaftler sind heute der Meinung, dass dies nicht mit den Eierstöcken in Zusammenhang steht, sondern auf die Wechselwirkung des Gehirns mit den Ausschüttungen der Hypothalamus- und der Hirnanhangdrüse zurückzuführen ist. (Die Sekretion der Gestagene / des Progesterons unterliegt dem übergeordnetem Einfluss der Hypophyse. Deren Tätigkeit wird durch einen Teil des Zwischenhirns, den Hypothalamus, gesteuert, der Neurohormone/Neurotransmitter produziert.)

Mit dem Beginn der Wechseljahre sinkt der Östrogenspiegel auf 40 bis 60 %; jetzt ist er so niedrig, dass eine Reifung der Follikel und weitere Eisprünge verhindert werden. Im Normalfall könnte jetzt für die Frau ein neuer Lebensabschnitt mit viel Kraft, Energie, Reife, innerer Ausgeglichenheit und Lebenserfahrung beginnen. Aber den Frauen in den Wechseljahren wird heutzutage erklärt, dass sie einen Mangel an Östrogenen haben (eine Frau mit Zustand nach Entfernung des Uterus und der Eierstöcke sollte synthetische Östrogene zu sich nehmen) und dass dies gar eine Krankheit sei, die einen Ersatz durch synthetische Östrogene erforderlich mache. Aber eine Hormonersatztherapie (HET) zerstört das kostbare Gleichgewicht, das zwischen Östrogen und Progesteron herrscht. Als Folge kann sich eine Östrogendominanz einstellen, was zahlreiche Komplikationen nach sich zieht: erhöhtes Krebsrisiko (der Brust und der Gebärmutterschleimhaut), Zysten an den Eierstöcken, Myome, anaerobe Zellatmung (Sauerstoffmangel in den Zellen – ein Vorbote von Krebs), gestörte Schilddrüsenfunktion, Zysten in der Brust, übermäßige Bildung von Blutgerinnseln, die zu einer Thromboembolie führen, sowie ein reduzierter Sexualtrieb. Zahlreiche Ärzte und Wissenschaftler bewerten heute die HET schon sehr kritisch.

Viele Frauenärzte empfehlen eine Hormonersatztherapie, eine Gebärmutterentfernung und die vollständige Entfernung der Eierstöcke. Sie bekräftigen ihre Aussage damit, dass die Jahre des Kinderkriegens vorbei seien und diese Organe nun nicht mehr benötigt würden, und zur Vorbeugung einer möglichen Erkrankung an Osteoporose bzw. an einer der vielen anderen entsetzlichen Komplikationen, die mit den Wechseljahren nun mal so einhergehen. Dies hat katastrophale Auswirkungen auf die Gesundheit der Frau für den Rest ihres Lebens.

Frauen befinden sich zu dieser Zeit in einer Situation, weil sie es nie anders gehört haben, dass sie ab diesem Zeitpunkt alt und für den Mann nicht mehr attraktiv genug sind und dass viele ihrer Freundinnen dieselben Erfahrungen gemacht und sich den vorgeschlagenen Behandlungsmethoden unterzogen haben. Somit vertrauen sie dem Arzt mit seinen Pülverchen und Operationsvorschlägen und berauben sich ihrer Gesundheit und eines neuen, wunderschönen, vitalen, bereichernden Lebensabschnitts.

Eine vorsätzlich eingeschränkte Auswahl an Behandlungsmöglichkeiten, die der Patientin nicht ausreichend und zu keiner Zeit erklärt wird, ist ein entsetzlicher Vertrauensbruch zwischen einer Frau und ihrem Arzt.

Die Eierstöcke und die Gebärmutter einer Frau werden nicht nutzlos in den Wechseljahren oder schrumpfen gar zusammen, obwohl es schon in der „Theka"-Gegend der

Eierstöcke zu Schrumpfungen kommt. Auf völlig neue Weise wird der zentrale Teil der Eierstöcke, auch Stroma genannt, aktiv und ermöglicht der Frau somit ein gesundes und aktives Leben. Die Hormonproduktion und -ausschüttung steuert jetzt z. T. das Gehirn, mithilfe von Zirbeldrüse, Hypothalamus, Hypophyse, Nebenniere und endokrinen Organen.

Mit Beendigung der Regelblutung wird die Gebärmutter zur Hauptproduktionsstätte von Prostazyklin. Nach neuesten Erkenntnissen schützt dieses Hormon Frauen vor Herzerkrankungen, Thrombose und unvorhergesehenen Blutgerinnseln. Wenn Ärzte den Uterus entfernen, stellt der weibliche Körper die Produktion von Prostazyklin ein; dadurch ist die Frau einem erhöhtem Risiko für Thrombose, Verengung der Herzkranzgefäße und anderen Komplikationen ausgesetzt. Es ist den Wissenschaftlern heute noch nicht möglich, das Hormon Prostazyklin im Labor synthetisch herzustellen; die Frau muss also den Rest ihres Lebens ohne diesen wertvollen Schutz auskommen.

Knochendichte
– Osteoblasten sind Zellen, die im menschlichen Körper Knochen aufbauen und ersetzen; sie verfügen über Progesteron-Rezeptoren. Ohne Progesteron keine Osteoblasten, ohne Osteoblasten wird kein neuer Knochen gebildet oder repariert.
– Osteoklasten sind vielkernige Zellen, die altes Knochengewebe abbauen, damit es gegen neues ausgetauscht werden kann; sie verfügen über Östrogen-Rezeptoren.

Fehlt das Progesteron, herrscht eine Östrogen-Dominanz. Die Osteoklasten bauen zwar altes Knochengewebe ab, aber neues Knochengewebe kann nicht nachgereicht werden, weil kein/e, oder nicht ausreichend, Progesteron/Osteoblasten vorhanden sind; die Folge sind brüchige Knochen und Knochenschwund. Erstreckt sich eine derartige Östrogendominanz, durch einen erheblichen Progesteronmangel hervorgerufen, über längere Zeit hinweg, so kann dies aufgrund der reduzierten Knochenmasse zu Osteoporose führen.

Diese Symptome/Krankheiten können Auswirkungen eines Ungleichgewichts zwischen Östrogen und Progesteron sein:

Candida, Endometriose, Candidosen, Fibromyalgie, bestimmte Allergien, Übergewicht, Osteoporose, Lupus, Herzkranzgefäßverengung, Basedow-Krankheit, Schilddrüsenentzündung, östrogenabhängiger Tumor, akute und chronische Lebererkrankung, Thromboembolie, Bluthochdruck, Migräne, Heuschnupfen, Hautausschlag, Entzündung der Harnwege, Krampfadern, Extrauterinschwangerschaften (Eileiter- oder Bauchhöhlenschwangerschaften, d. h. Schwangerschaften, die sich außerhalb der Gebärmutter ansiedeln), Sehstörung, Hörsturz, Rheuma und Sjögren-Syndrom.

Durch die Gabe von natürlichem Progesteron könnten diese Krankheiten verhindert werden. Natürliches Progesteron schützt vor Thrombose, Zysten in der Brust und Gebärmutterkrebs, erhält die Schleimhaut des Uterus, steigert die Libido, versorgt die Haut mit Wasser und Sauerstoff, stoppt den weiblichen Bartwuchs und begünstigt den Harrwuchs, wirkt harntreibend, hilft unterstützend gegen Depressionen, Hitzewallungen und vaginale Austrocknung und regt die Fettverbrennung an.

– Synthetisches Progesteron/Progestin bindet sich an Progesteron-Rezeptoren und verhindert, dass körpereigenes Progesteron andocken kann. Progestin hindert natürliches Progesteron an der Ausführung seiner spezifischen Aufgaben und löst viele Komplikationen schon dadurch aus, dass es eine andere chemische Struktur besitzt als natürliches Progesteron. Zudem ist Progesteron lebensnotwendig, da aus ihm auch Östrogene und Testosteron gebildet werden.

– Natürliches Progesteron ist in der wilden afrikanischen/mexikanischen Yamswurzel (Yumwurzel) enthalten (vergleichbar mit der Kartoffel, kann wie Gemüse kurz gedünstet werden, erhältlich in afrikanischen und asiatischen Geschäften).

Progesteron lindert eine Vielzahl der mit den Wechseljahren in Verbindung gebrachten Symptome und daraus resultierenden Komplikationen. Gleichzeitig senkt es aber auch die Östrogenwerte im weiblichen Körper. Durch eine gezielte Ernährungsumstellung sowie eine Veränderung der Lebensgewohnheiten verhindert man o. g. Krankheiten. Es reicht vollkommen, wenn westliche Frauen ein- bis zweimal im Monat Yumwurzel zu sich nehmen. Afrikanische Frauen verzehren diese mehrmals in der Woche, was für Europäerinnen unangebracht wäre. Natürliche Alternativen sollten immer

Vorrang gegenüber chemischen Behandlungsmethoden haben. Progesteronmangel/Östrogendominanz kann man mithilfe von natürlichem Progesteron korrigieren; somit steht eine einfache, natürliche Alternative zur Verfügung.

Natürliches Östrogen (Phytoöstrogene)
Wichtigste Vertreter der Pflanzenhormone sind die Isoflavone. Sie werden als Phytoöstrogene bezeichnet, weil sie über eine ähnliche chemische Struktur verfügen wie das weibliche Sexualhormon Östrogen. Es reduziert Wechselbeschwerden wie z. B. Stimmungsschwankungen, Hitzewallungen, nächtliches Schwitzen und trockene Haut. Die Phytoöstrogene haben positiven Einfluss auf die Knochendichte (Osteoporose) und Herz-Kreislauf-Erkrankungen. Auch senken sie das Herzinfarktrisiko, weil sie die Oxidation von Cholesterin verhindern.

Überreich an Isoflavonen ist die in Asien hoch geschätzte Soja. Sie enthält Genistein und Daidzein. Asiaten nehmen täglich 50 bis 200 Milligramm Isoflavone zu sich.

Frauen und Männer im mittleren Alter könnten täglich 100 Milligramm Sojamilch oder Sojajoghurt zu sich nehmen; dies entspricht einer Menge von ca. 56 Milligramm Isoflavonen. Am wirksamsten sind sie, wenn man sie am Nachmittag verzehrt. Wer Sojamilch nicht verträgt, dem stehen noch eine Vielzahl anderer Pflanzenstoffe zur Verfügung, wie z. B.: Leinsamen, Erbsen, Bohnen, Linsen, Anissamen, Äpfel, Hefe, Fenchel, Beeren, Gerste, Kohl, Kürbis, Oliven, Papaya, Petersilie, Salatgurken, Salbei, Naturreis, Sesam, Bio-Kartoffeln,

Kirschen, Hopfen, Kichererbsen, Nüsse, Tomaten, Erd-beeren, Pflaumen, Pilze, Brokkoli, Rosinen und Rotklee (Rotklee hat mit den höchsten Phytoöstrogengehalt).

Die besten Heilmittel finden sich direkt vor unserer Tür – unsere Pflanzenwelt!

Unsere Zukunft oder Utopie?

In manchen orientalischen/asiatischen Ländern ist es heute noch so, dass man den Arzt wechselt, wenn man krank wird. In jenen Kulturen wird die Meinung vertreten, dass es die vorrangige Aufgabe eines Arztes ist, den Ausbruch einer Krankheit zu verhindern, und nicht, dass sich jener nach einem Krankheitsausbruch um eine passende Heilbehandlung kümmert.

Sollte sich nicht vielleicht in der heutigen westlichen Welt der Arzt vom uneinsichtigen Patienten trennen? (Liegt eine körperliche Notsituation vor, sollte jedem Menschen Hilfe zuteil werden).

Der Selbst- und Fremdzerstörung der Menschen zum Nutzen der Wirtschaft und anderer Institutionen muss ein Ende gemacht werden!

Der Arzt der Zukunft wird Patienten oder Ratsuchende mit wahrheitsgetreuen Informationen ausstatten: mit seinem Wissen von wahrer und echter Gesundheit des menschlichen Körpers und der äußerst wichtigen und notwendigen gesunden Ernährung mit naturbelassenen, regionalen und saisonalen Nahrungsmitteln, um Gesundheit zu erhalten oder wiederherstellen zu können.

In Kindergärten und Schulen werden eine gesunde Lebensführung und die Erhaltung und Achtung der Natur als überlebensnotwendiger Faktor für den Menschen gelehrt.

Anstatt Werbeprospekte und Plakate der Pharma- und chemischen Industrie werden Informationen in jedem

Krankenwartezimmer und jedem Klinikflur bereitgestellt, die den Menschen aufklären und informieren über gesunde Nahrungsmittel und Lebensweisen.

Der Arzt der Zukunft wird die Behandlung abbrechen bei Patienten, die keine Bereitschaft und Willen aufbringen zum Erkennen und Verändern einer ungesunden Lebensweise. Menschen, die den Weg zu einer Gesundung/Heilung blockieren oder verhindern, sind noch nicht bereit für ein neues Leben. Das setzt natürlich einen ehrlichen und offenen Informationsaustausch zwischen Arzt und Patient über eine gesunde Ernährung und Lebensweise voraus.

Der Arzt der Zukunft therapiert keine Symptome von Krankheitsbildern mehr, sondern steht den Menschen unterstützend, bei einer freien, individuellen, natürlich-ganzheitlichen Lebensentwicklung und Gesunderhaltung, bei.

Wer sich mit Drogen, Alkohol, Nikotin, Medikamenten und Industrienahrung vergiftet und sich durch Tätowierungen und Piercing verstümmelt, keine Einsicht zeigt, dass er dadurch krank wird und die Hilfe des Arztes, zu einer gesunden Lebensweise zu finden, ablehnt, erhält keine weitere ärztliche Behandlung, bezahlt durch das Volk. Wenn ein Mensch ausreichend über gesunde Ernährung und Lebensweisen informiert wurde, aber trotzdem ungesund und seinen Süchten nachgehend leben will, wird er die Konsequenzen dafür allein tragen und ärztliche Untersuchungen und Behandlungen selbst bezahlen.

Lebensmittel, Genussmittel- und chemische Industrie, Gesundheitswesen und Regierungen werden zur Rechenschaft gezwungen von der mündigen Bevölkerung.

Bauern werden wieder ihre Ländereien als Ackerland nutzen und lebensnotwendige Nahrungsmittel ohne Chemikalien produzieren.

Alle Länder der Welt werden wieder ein gesundes Agrarland aufbauen und fördern, mit deutlich weniger Arbeitslosen und kranken Menschen.

Menschen kaufen ihre LEBENSMITTEL nicht mehr im Super-Chemie-Markt und tragen nicht mehr ihr schwer verdientes Geld zur Apotheke, sondern kaufen gesund erhaltende und heilende Nahrungsmittel im Bioladen um die Ecke. Wo im Jahre 2006 noch Apotheken stehen, werden 2010 Biomärkte sein.

Architekten bauen mit der Natur, nicht mehr gegen sie.

Was können wir tun?

Im 21. Jahrhundert regieren Boshaftigkeit, Rücksichtslosigkeit und Brutalität. Wir leben in einer Welt, in der Ehrlichkeit, Integrität, Mitgefühl und die Freude des Gebens verhöhnt und verachtet werden und die Wahrheit gefährlich werden kann. Moral und Ethik sind keine Richtlinien unseres Verhaltens mehr. Niemand interessiert sich mehr für die Unschuldigen, die Schwachen, die Alten, die Armen, die Sanftmütigen und die Liebenswerten.

Die Menschheit passt sich den „Mächtigsten" mit ihrem bösartigen, rücksichtslosen, brutalen Verhalten an und sieht sich somit als einen „normalen", „modernen" Menschen.

Die „Mächtigsten" manipulieren die Menschheit über Computer, TV (Gewalt und Sex, Pornodarstellungen und Talkshows für die Primitivsten) und Videospiele und schaffen so Chaos, Angst, Schrecken, Hass, Kriege, Krankheiten, Verrohung der Kinder und der Gesellschaft. Sie zerstören Werte wie Tradition, Familie, Würde und Stolz. Sie verursachen Angst und Panik durch einen künstlichen Terrorismus, in dem Menschenleben keine Rolle spielen. Somit ist der Weg geebnet zur Vernichtung der Privatsphäre, Telefonabhörung, Bankkonteneinsicht und Überwachungskameras, weltweit. Sie kontrollieren die Menschen der Welt, durch bargeldlosem Zahlungsverkehr (Bargeld wird bald ganz eingezogen werden), Mobiltelefon, Computer, Waren (Scan-Code), Chip unter der Haut (Markierung wie beim Tier), Personenkontrollen über Finger- und Augen-Scan, Überwachungskameras usw.

Die Kinder der „Mächtigsten" wachsen ohne geistlose Modetrends auf. Sie sind gepflegt und kleiden sich elegant. Sie lernen, um höchstes Wissen zu erreichen. Sie werden stolz und aufrecht erzogen. Erziehen auch Sie Ihre Kinder würde- und liebevoll, ohne TV und Computer. Vermitteln Sie Ihren Kindern die Werte von Würde, Liebe und Lernen. Ermöglichen und eröffnen Sie ihnen die Welt des Geistes und des Wissens.

Wir haben unsere Natur zerstört, uns Menschen vergiftet, unsere Tiere zu Tode gequält, wir führen Kriege wie die Barbaren. Wir, das sind du und ich, nicht irgendein Unsichtbarer. Wir haben diese Gesellschaft errichtet. Es ist unsere Verantwortung, jetzt „Halt" zu rufen und Grausamkeiten, Ungerechtigkeiten, Brutalität und Zerstörung gegenüber Mensch, Tier, Pflanze und unserem Planeten zu beenden. Helfen Sie mit Ihrem Denken und Verhalten, die Zukunft von Mensch, Tier, Pflanze und unseren Planeten zu retten. Es hilft und nützt nichts, eine Revolution im Außen zu führen; dadurch würde wieder nur Negatives erzeugt, würden wieder nur neue Diktatoren geboren.

Kontrollieren Sie Ihr Denken und Ihre Taten. Lassen Sie keinen Gedanken von Lieblosigkeit, Feindschaft, Hass, Missmut, Schuld, Gier, Geiz, Hochmut, Intoleranz und Krankheit zu. Leben Sie bewusst im Heute und Jetzt. Denken Sie immer daran: Das Heute ist die Saat Ihrer Taten und Gedanken von Gestern und das Morgen ist die Saat von Heute. Denken Sie immer liebevoll, friedvoll und wohlwollend über sich und andere. Handeln Sie immer achtsam und respektvoll, egal was Sie gerade tun, ob beim Autofahren, bei der Arbeit, beim

Essen und Trinken, in der Ehe und Familie, Freundschaft und Freizeit. Es werden sich Kleinkarierte, Arrogante und Bedeutungslose über Sie lustig machen, Sie auslachen und verspotten, aber das Glück, das Sie um sich herum erleben werden, entschädigt Sie für alles.

Probieren Sie es aus! Tragen Sie Ihre guten, liebevollen, respektvollen Gedanken und Taten in jeder Minute des Tages in die Welt hinaus, und wir werden in einer friedlicheren, gesünderen, glücklicheren und reicheren Welt leben können.

„Ein Weiser wurde gefragt, welches die wichtigste Stunde sei, die der Mensch erlebt, welches der bedeutendste Mensch, der ihm begegnet, und welches das notwendigste Werk sei. Die Antwort lautet: Die wichtigste Stunde ist immer die Gegenwart, der bedeutendste Mensch immer der, der dir gerade gegenübersteht, und das notwendigste Werk ist immer die Liebe."

Meister Eckhart

Ich wünsche allen Menschen das allerhöchste Glück auf Erden, Gesundheit, Erfolg und die alles umfassende Liebe.

Weitere Informationen finden Sie auf der Website:
www.eigenverantwortung.org

Wenn Sie Fragen oder Anmerkungen haben, dann schreiben Sie mir.

Kontakt:

E-Mail: info@eigenverantwortung.org

Postanschrift:
Christina Arold
Postfach: 10 18 51
D-42018 Wuppertal